プリオン説はほんとうか？

タンパク質病原体説をめぐるミステリー

福岡伸一　著

ブルーバックス

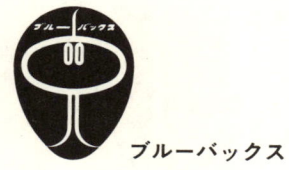

カバー装幀／芦澤泰偉・児崎雅淑
カバーイラスト／中山康子
目次・章タイトルデザイン／中山康子

はじめに

羊のスクレイピー病、牛の狂牛病、そしてヒトのクロイツフェルト・ヤコブ病、これらの病気は名前こそ異なるが、それは宿主の違いであって、すべて同じ病気であり、同じ病原体によって引き起こされる。この病原体は経口的に、つまり食べ物を介して感染する。感染した動物の肉を食べることによってうつる。草食動物であるはずの牛が狂牛病になったのは、羊や牛の死体から作られた人工タンパク飼料、いわゆる肉骨粉を強制的に食べさせられたためである。

この病原体は、通常のウイルスや細菌なら簡単に死んでしまうような加熱処理に対しても生き残ることができる。加熱だけでなく、殺菌剤、放射線照射などに対しても抵抗性を示す。これは病原微生物学の常識では普通、考えられないことであり、それがゆえに、不死身の病原体として恐れられることになった。

この病原体に感染してもすぐには何も起こらない。自覚症状もなく、感染を知るための診断方法もない。しかし、病原体はゆっくりと増殖と侵攻を進めている。それは何年、場合によっては何十年もの年月をかけて秘かに行われる。やがて病原体は、どのような経路を通ったのかは定かでないが、脳に到達する。ここで病原体は急速に増殖を行う。病原体が脳で繁殖しだすと、脳の神経細胞が侵され、死滅していく。神経が死んで脱落すると、そこには細かいスポンジ状の空胞ができる。神経が死に始めると、当然、宿主は正常ではいられなくなる。クロイツフェルト・ヤコブ病の場合、最初、症状は不安、焦燥、健忘などの形で現れる。ついで歩行障害、運動異常、起立困難などを引き起こす。意識が失われ、食事を取れなくなり、衰弱して、ついには死に至る。発症すると回復することはない。致死率一〇〇%の病である。いまのところ薬も治療法もない。

過去、多くの研究者たちが、この病気の病原体を捕まえようと必死の探索を繰り返した。しかし、手がかりは杳（よう）として得られなかった。電子顕微鏡で病巣をくまなく調べても、細菌はおろかウイルス粒子のようなものもまったく見つけることができなかった。血液中にも病原体の痕跡はない。そもそも病原体に感染すると必ず起こるはずの、宿主側の免疫反応が起こらないのである。普通、ウイルスや細菌といった病原体が体内に侵入してくると、宿主の身体の免疫系がそれに反応して、炎症や発熱が起きる。そして血液中には病原体と結合することができる特異抗体が産生される（抗血清とも呼ばれる）。科学者はこの特異抗体を利用して病原体を捕まえることができる。しかし、今回に限ってはそれが使えないのだ。

潜伏期が異常に長いこと、免疫反応がないこと、熱や放射線に強い抵抗性を示すこと、にもかかわらずまったく姿が見えないこと、これらの特殊性は病原体が普通のものではないことを示している。しかし一方、感染した後に特定の臓器で増殖すること、潜伏期の長さの異なる複数の病原体〝株〟があること、細菌を通さない微細なフィルターを通り抜けること、などからは、この病原体はやはりウイルスの一種であることを疑わせた。ある研究者はこれを非定常型ウイルスと、別の研究者はスローウイルスと呼んだ。しかし、病原体の正体はいっこうに明らかにならなかった。

そんなある日、これまでとはまったく異なった、まったく新しい仮説が登場してきた。この病気にかかった動物の脳には特殊なタンパク質が蓄積していることがわかったのだ。それは健康な動物の脳には存在しない。このタンパク質自体が病原体なのではないか！　遺伝子としての核酸を持たない、タンパク質だけからなるまったく新しいタイプの病原体。このタンパク質の発見者、スタンリー・プルシナーは一気に結論へ跳躍した。

彼はこの病原体に斬新な名前を与えた。プリオン。タンパク性感染性粒子の略である。タンパク質自体が病原体ならば、微細なフィルターを通過することも、放射線によって壊れにくいことも、ウイルス粒子が見つからないことも説明できる。また、プリオンが、もともと宿主の持っている正常なタンパク質が長い時間をかけて変性して生成する、異常型のタンパク質であるとすれば？　長い潜伏期の謎も、免疫反応が起こらない謎も（もともと自己タンパクだから）、一気に氷解するではないか。

こうしてプリオン説は華々しく登場した。タンパク質そのものが病原体だとするこの仮説はむろん、発表当初、きわめて激しい反対論にさらされた。感染し、増殖する病原体は、ウイルスにせよ、細菌にせよ、すべて遺伝子＝核酸を持っている。これが生物学の大原則であり、セントラルドグマ（中心原理）である。それに例外を作るというのかと。確かにプリオン説は、最初、まったくの妄言のように聞こえた。しかし、意外なことに、時間がたつにつれ、プリオン説、つまりタンパク質犯人説に合致するような実験データが次々と集まりだしてきたのである。羊のスクレイピー病も、牛の狂牛病も、ヒトのヤコブ病も、すべて脳には異常型プリオンタンパク質が蓄積している。異常型プリオンタンパク質が高濃度にたまっている組織をすりつぶして健康な動物に接種すると、その動物は発症する。プリオンタンパク質を作れないようにした遺伝子改変マウスは病気にかからない。

この病気はプリオン病と総称されるようになり、プリオン説は次第に支持を集めるようになる。多くの研究者がプリオン説を信じるようになっていった。一九九七年、プルシナーは、プリオン説の提唱によりノーベル生理学・医学賞を単独受賞した。「かつて異端の説がいまや正教になった」と彼は高らかに勝利宣言をした。これまでプリオン説に批判的だった反対勢力も沈黙するしかなかった。ノーベル賞が仮説の正しさを裏付けるわけではない。彼らはそう呻(うめ)いて苦い思いをかみしめたことだろう。しかし、プリオン説反対論者は、結局、真犯人としてのウイルスや細菌を見つけ出すことはできず、対案を示すことができなかったのも厳然たる事実なのである。こうして、いまや、世界はプリオン説の制圧下にある。

しかし、プリオン説はほんとうに正しいのだろうか？

確かに数多くの実験データがプリオン説を支持している。
とはいえ、プリオン、すなわち異常型プリオンタンパク質が病原体そのものであることを直接証明する実験結果は何一つないことも事実なのだ。プリオン説は、病原体確認のクライテリア（基準）となるコッホの三原則を満たしていない。試験管内で感染性を持つ異常型プリオンタンパク質を作り出すことは誰も成功していない。

本書は、他のブルーバックスとはいささか性格を異にした書物となっている。つまり本書は、プリオン説の、通り一遍の解説書でも啓蒙書でもない。むしろきわめて虚心坦懐に、いま一度プリオン説をさまざまな局面から再検討し、プリオン説がどこまでほんとうなのかを批判的に解析してみようという試みである。その意味で、誤解を恐れずに言えば、ノーベル賞評価への再審請求ととれるかもしれない。カール・ポパーがいうとおり、反証の可能性こそが科学的であることの定義であるならば、そしてプリオン説が科学的な仮説であるならば、さまざまな議論を受け入れるはずである。

結論を端的に述べれば、プリオンタンパク質が、病気の発症と進行に密接に関わっていることは紛れもない事実である。が、しかし、異常型プリオンタンパク質自体が病原体そのものであるかどうかはなお不明であり、真犯人が別に存在する可能性がある、というものである。その論点と論拠が本書の内容である。

まず、最初に、プリオン病研究の歴史、プリオン説とはどのような仮説であり、いかに成立してきたのか、またプリオン説を支持する主要な実験データはどのようなものなのかを見てみよう。ついで、プリオン説の弱点、プリオン説がいまだ十分に説明できない不思議な現象を検討し、最後にオールタナティブな代替仮説として、どのようなものが考えうるかを述べたいと思う。

二〇〇五年一一月

著者

目次

第3章 プリオン説の誕生 59

第4章 プリオン説を強力に支持する証拠 87

第5章 プリオン説はほんとうか——その弱点 113

第6章 データの再検討でわかった意外な事実 153

第7章 ウイルスの存在を示唆するデータ 173

第8章 アンチ・プリオン説——レセプター仮説 191

第9章 特異的ウイルス核酸を追って 219

コラム

第1章 プルシナーのノーベル賞受賞と狂牛病

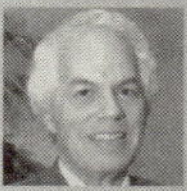

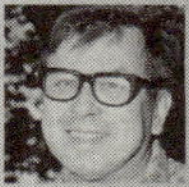

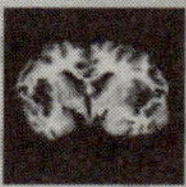

一九九七年一〇月六日、スタンリー・プルシナーの名前が世界を駆け巡った。ノーベル生理学・医学賞受賞。「新しい感染原理、プリオンの発見に対して」というのがノーベル委員会の発表した授賞理由だった。とうとうプルシナーは、ずっと追い求め続けたものを実際に手中にしたのだった。しかも単独受賞である。通例、ノーベル賞では、一つの研究分野への授与に、大きな貢献を行った三人の科学者までが共同で名前を連ねることができる。それが単独で与えられるということはきわめて稀である。プルシナーに至る過去三〇年間に、ノーベル生理学・医学賞を単独受

賞したのは、E・サザランド（cAMPの発見、一九七一）、B・マクリントック（動く遺伝子の発見、一九八三）、利根川進（抗体遺伝子の再編成、一九八七）の三人だけである。

それだけプルシナーの研究が際立ってユニークであり、オリジナリティの高いものだと評価されたことを意味している。それはそのとおりである。感染症を媒介する病原体として、細菌でもなく、ウイルスでもない、まったく新しい病原体として「プリオン」という概念を提唱したのである。これがプリオン説だった。

生物学の中心原理から逸脱したプリオン説

プリオンは、他のいかなる病原体とも異なり、遺伝子としての核酸を持たない。通常の病原体はすべて核酸を保有し、その中に病原体自身が活動し、増殖するための遺伝情報を持っている。しかし、プリオンは、タンパク質だけから成り立っているというのだ。タンパク質は生命を構成する重要な要素だが、タンパク質自体はあくまで物質にすぎない。それなのに、プリオン説では、タンパク質そのものが単独で、感染し、増殖し、伝達性スポンジ状脳症*という病気を引き起こすというのである。このような病原体は今までまったく想定されたことがなかった。そして、生命の情報はすべて、DNA→RNA→タンパク質の順に流れるという生物学のセントラルドグマ（中心原理）にも反していた。

かくも生命科学の共通認識から逸脱したプリオン説は、当然のことながら、発表当初の一九八

○年代初めからずっと激しい反論の嵐にさらされた。十分な論拠もないうちに「プリオン」という新語を創出したプルシナーのスタンドプレイ的な言動にも批判の矛先が向けられた。多くの研究者は、このような空想的な仮説は、早晩、科学史のあだ花として葬りさられる運命にあると高をくっていた。

ところが事態はそのようには進まなかった。最初はまったく奇想天外に見えたプリオン説が徐々にその真実味の重さを増しはじめたのである。

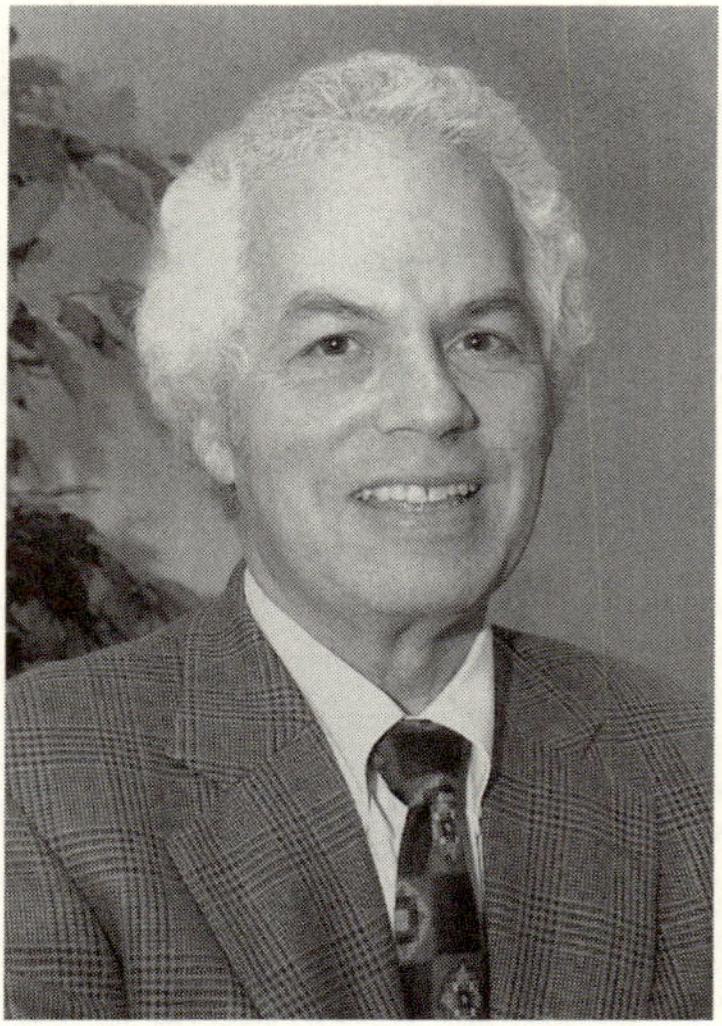
スタンリー・プルシナー

プルシナーは、プリオン説の確からしさを証明すべく、偏執的なまでに精力的な実験を重ね、怒濤のごとくデータの山を築いた。他の研究者の中にもプリオン説を支持する人々が増えていった。

一方、当初、プリオン説をまったく信じなかった〝アンチ・プリオニスト〟たちは、プルシナーの華々しい展開に比べ、手をこ

＊伝達性スポンジ状脳症は伝達性海綿状脳症ともいう。本書では、伝達性スポンジ状脳症で統一する。

まねくばかりだった。いつまでたっても、プリオン説に反駁する決定的なデータや仮説を提出す

ることができないのだった。

プリオン説に有効な反証がなされないまま、ひょっとするとこの説はほんとうかもしれない、そんな空気が生まれつつあった一九八〇年代の終盤から一九九〇年代初頭にかけて、プリオン説を支持する決定的な実験データが矢継ぎ早に発表された。ノックアウトマウス（遺伝子操作をして特定の遺伝子を働かなくしたマウス）実験や家族性プリオン病の原因遺伝子の特定である。

かくして、プリオン説が日の目を見るときが訪れた。一九九四年、プルシナーはノーベル賞の前哨戦といわれるラスカー賞を勝ち取った。そして、三年後、とうとう念願のノーベル賞を手中にしたのである。プルシナーはこのノーベル賞単独受賞に心から満足したに違いない。それは彼の「かつて異端の説がいまや正教に」という高らかな勝利宣言に如実に現れていた。長い間、批判や疑念にさらされ続けたプリオン説がついにこのノーベル賞によってその正当性を認められ、裏書きされた形になったことは疑いがなかった。

プルシナーと狂牛病

プリオン説あるいはプリオン病という言葉が頻繁に使われるようになる転換点をもたらした重大な事件が、プルシナーのノーベル賞受賞に先立つ一年前、一九九六年に発生していた。狂牛病（BSE）が、ヒトにも感染しうるという事実が、イギリス政府によって公式に発表されたので

ある。狂牛病はプリオン病の典型例である。

それまでイギリス当局は、狂牛病は家畜の病気でありヒトにうつることはありえないと一貫して主張してきた。その主張がもろくも崩れてしまったのである。

ショックが全世界に広がった。牛からヒトにうつった狂牛病は、輸血や外科手術を介してヒトからヒトへと伝達される可能性があり、現在ではそれが紛れもない事実であることを示す悲劇が確認されている。いまやプリオン病は、単に羊や牛の病気ではなく、公衆衛生上の大問題に発展してしまったのである。この社会的なインパクトもまた、プリオン研究の重要性に光を当て、プルシナーのノーベル賞受賞を後押しすることになったといえる。プルシナーはノーベル賞受賞講演で、狂牛病がヒトへ感染した可能性を強く肯定し、そのメカニズムについて長い時間を割いて話した。

そこでまずこの章では、病原体プリオンが関与する典型的なプリオン病としての狂牛病について、そのアウトブレイクの経緯について概観しておこう。

発火点

一九八五年四月、一頭の牛が、異常行動を呈しているとの報告が、イギリス東南部の州、ケントの牧場から上がってきた。後になって世界中で食の安全を混乱させることになった狂牛病禍の発端だった。

普段はおとなしいホルスタイン種の乳牛が急に攻撃的になって他の牛に突きかかっていく。そうかと思えば歩行がふらつき、立っているのも苦しそうになる。牧場主から依頼を受けた地域の獣医が往診して当該の牛を調べてみた。

獣医は、春先に新芽の牧草を食べ始めたときよく起こるミネラル不足を疑って、処置を施したが、牛の症状は悪化する一方だった。異常行動はホルモンのアンバランスから起こることも多いので、卵巣の腫れ具合なども調べたが異常は見つからなかった。やがて牛は、起立が困難となり、自力でエサも取れなくなったので、結局、殺処分された。ところが事態はこれでは収まらなかった。同じ牧場で、続く一年半の間に、さらに七頭の乳牛が、まったく同じ症状に陥り死亡していった。時を同じくして、イギリス各地の牧場でも同様の症状が発生しはじめた。事態の異常さに気づいたイギリス農業省・獣医学中央研究所が調査を開始した。

まず、何らかの伝染病が疑われたが、このような症状を示す感染性の病気は牛では知られていなかった。また、この病気は離れた地域で同時多発的に発生していた。一箇所で発生し、それが時間経過とともに伝播していく通常の感染症発生パターンとは明らかに異なっていた。農薬や重金属中毒の可能性も検討されたが、イギリス全土に共通する原因はなかった。

最初の発生から一年半を経た一九八六年後半、病気に罹患した牛の脳を電子顕微鏡写真で調べた結果、そこにスポンジ状の空胞と星状*（アストロ）グリア細胞が増生する特徴的な病変像が確認された。研究者は息をのんだ。この病像はまさにあれにそっくりではないか！　羊の奇病、スクレイピーである。スクレイピー病とは、羊が神経症的な異常行動を起こし、身体を柵(さく)にこすりつける(スクレイプ)ことから名づけられた病気で、二五〇年以上前から知られていた羊の風土病であり、もっとも古くから研究されてきたプリオン病の一つである。

一九八七年夏になると、羊スクレイピー病のもう一つの特徴である、スクレイピー関連微小繊維(SAF)と呼ばれるタンパク質凝集体の沈着物が病牛の脳にたまっていることが証明された。もはや疑いようがなかった。これは紛れもなく、羊スクレイピー病の牛バージョンである。一九八七年秋、イギリス政府はこの病気が、牛スポンジ状脳症（Bovine spongiform encephalopathy; BSE）であると発表した。すでに病気はイギリスのほぼ全域で発生しており、確認されただけで四〇〇〇例を超えていた。人々は誰ともなくこの病気を「狂牛病」(mad cow disease)と呼び始めた。得体の知れない恐怖と不透明な未来に対する怖れがこめられていた。

しかし、なぜ、過去限られた地域に間歇(かんけつ)的にしか発生しなかった羊スクレイピー病が急に、しかも一挙に多数の牛に乗り移ってきたのか、最初は誰にもわからなかった。羊から牛へ動物間を水平に病気がうつったという可能性はきわめて考えにくかった。過去二〇〇年の間、同じ牧場にいる羊から牛へ、この病気が感染した症例はなかったし、そもそも今回、犠牲牛が多発している乳牛牧場では、羊を同時に飼育しているところは少なかった。過去、羊スクレイピーなど一度も

＊中枢神経系のニューロンを埋めているグリア細胞が星状に形を変えたもの

発生したことのない牧場で狂牛病が発生しているケースがほとんどだった。いったい、感染源はなんだろうか。

獣医学中央研究所は発生例を詳細に検討し、原因究明に全力をあげて乗り出した。疫学調査から、獣医用医薬や農薬で共通する原因となりうるものは何も見つからなかった。牛の血統と関係なく広がっていることから、遺伝的な背景も否定された。考えうる原因を順に消去していった結果、可能性がただ一つ残された。飼料だった。

発生した狂牛病の八割は乳牛に発生していた。乳牛はいったい何を食べさせられていたのだろうか。実は、近代畜産において牛はもはや草食動物ではない。牛乳を最大最速の効率で産生させ、それを搾取するため、現代の乳牛肥育において、子牛は生まれるとすぐに母牛から隔離され、母乳の代用となる人工飼料が与えられる。人工飼料は牛乳よりもずっと安価なものでなくては、牛乳生産に見合わない。安いタンパク質飼料の原料となりうるものは？　それには、本来ならいらないもの、捨ててしまうようなものを使えばよい。死体である。

レンダリング

イギリスをはじめヨーロッパでは、古くから羊、牛、豚などの家畜から食用肉を取り去った残りの部分の廃物やくず肉を集めて加熱し、有機溶剤で脱脂した肉かすを乾燥させ粉末としたものを、タンパク質源とする家畜飼料へと〝リサイクル〟することが行われていた。この廃物再生の工程をレンダリングと呼び、できた産物は肉骨粉と呼ばれた。レンダリングの原料は、廃物となる内臓やくず肉だけではなかった。怪我や事故で死んだ家畜、あるいは何らかの病気にかかって死亡した動物死体もこのレンダリングの原料となっていたのである。大きな家畜死体の処理は並大抵のことではない。牧場主がこれを自力でやろうものなら大変な労力と時間を割かねばならない。このやっかいな仕事をレンダリング産業は肩代わりしてくれていたのである。草食動物であるはずの牛は、実は、人為的に食物連鎖を組み換えられて肉食を強いられていたのだった。しかも、こともあろうに同種の動物の肉を。これは見えない共食いといってもいい。経済効率を最優先した食物連鎖網の局所的な組み換えである。

イギリスのどこか片隅で羊スクレイピーが発生し、その死体がレンダリングプロセスに混入したのであろう。そのようなことは、実は繰り返し起こっていたのかもしれない。狂牛病が勃発した一九八五年をさかのぼること何年か前に、高濃度の病原体が残存したままの肉骨粉が生産され、それがイギリス全土に販売された。それを食べさせられた牛、特にミルクの代用飼料を子牛の頃から給餌されることが多かった乳牛が、病原体のターゲットになった。狂牛病の潜伏期は大きな幅があり数年から十数年と見積もられる。このことから逆算すると、一九八五年に始まったイギリスでの、狂牛病アウトブレイクの背景には、おそらく一九七〇年代後半から八〇年代初頭に製造された汚染肉骨粉が原因となったと見られる。

オイルショック

ならば、ここに大きな疑問点が一つわき上がってくる。イギリスにおけるレンダリング産業による肉骨粉の生産およびそれを飼料として利用するという営みは、古く一九二〇年代から行われ続けてきたものである。大豆などの飼料穀物の生産に適さないイギリスでは、肉骨粉は重要な飼料原料となった。もちろん、レンダリングはヨーロッパだけでなく日本や米国でも行われてきた。なぜこの時期、すなわち一九七〇年代後半から八〇年代初頭、イギリスの肉骨粉だけが病原体に汚染されたのだろうか。考えられる一つは、何らかの理由で大量の羊スクレイピー患畜がレンダリング原料として混入してしまうような事態が起こった可能性である。イギリスの調査委員会はそのようなスクレイピーの局地的発生の事実を突き止めることはできなかった。そのかわり、食物連鎖の人為的な組み換えとは別の、もう一つの人為が、狂牛病アウトブレイクの遠因を作ったのではないかという疑いが浮上してきた。

調査の結果、実は一九八〇年を境に、イギリスのレンダリングの方法が大きく変更されていたことが判明した。一九八〇年代以前は、バッチ法（一回毎処理法）と有機溶剤抽出法を組み合わせたものだった。これは原料となるくず肉を蒸気加熱容器の中で摂氏一〇〇度以上、二時間程度加熱した後で、脂肪を抽出するためアセトンなどの有機溶剤を加えて加熱、濾過するというものだった（図1-1）。ところが、一九八〇年代に入ると、多くのレンダリング工場で、連続法（一回毎の加熱ではなく、ラインを作って高温装置の中に連続的にくず肉をくぐらせる）が採用され、

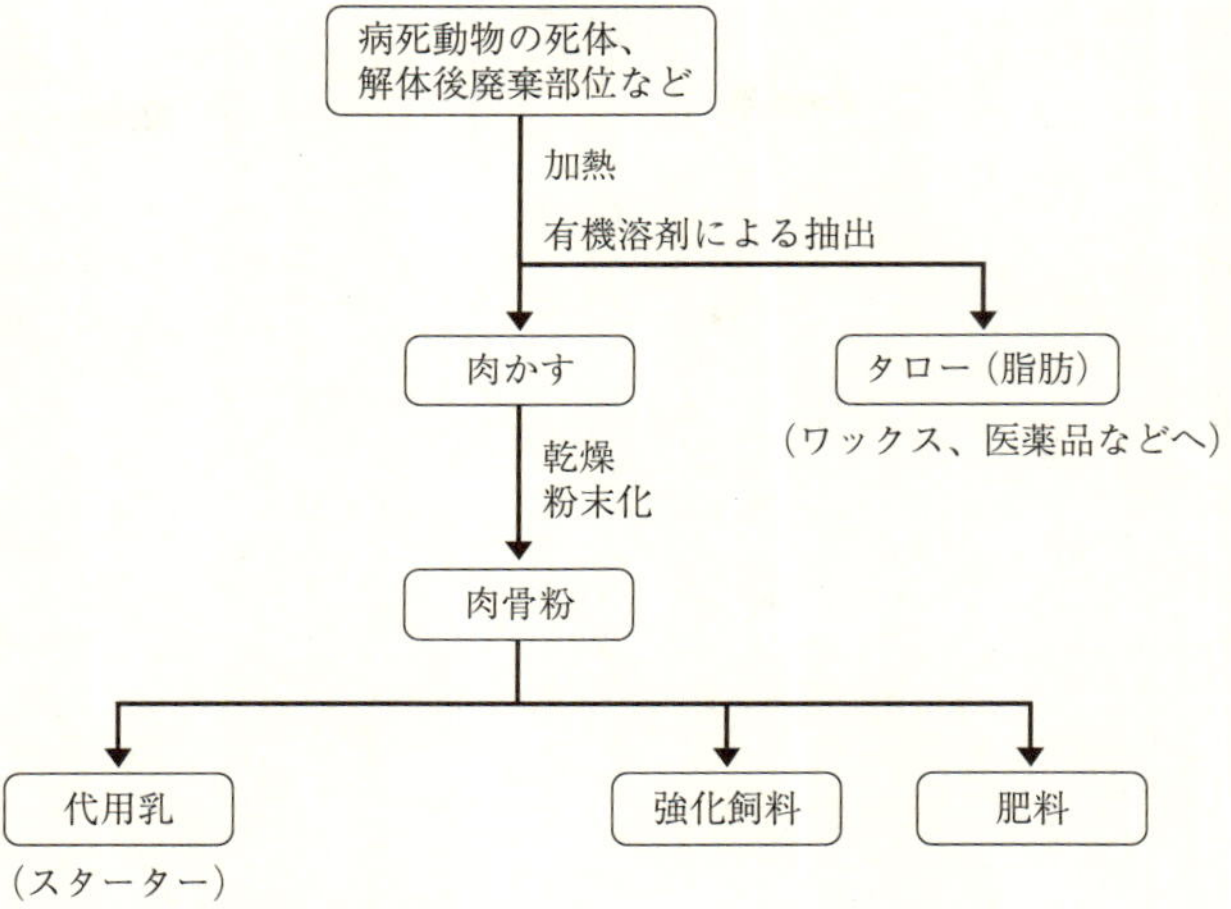

図1－1　レンダリング工程

また有機溶剤抽出法が行われなくなってきた。なぜだろうか。

この背景には一九七〇年代に起こった中東戦争とオイルショックがあった。レンダリングでは加熱、抽出、濾過など多くの工程で大量の燃料、すなわち石油を必要とする。また抽出に使用される有機溶剤も石油産業の産品である。オイルショックによる原油価格の上昇は、この産業に直接的な打撃を与えた。そこで、できるだけ燃料や溶剤を節約する方法、つまり工程の簡略化が求められたのである。その結果として処理効率がよい連続法が、従来法に取って代わっていったのだった。さらに、連続法のほうが処理温度が低く、味、品質にすぐれ、また脂肪含量の高い高カロリー肉骨粉が製造され、それが好まれる傾向にあったという。

このレンダリング工程の変更は、イギリスにおいて全国規模で行われた。それがまさに汚染肉骨粉が生産されたと目される一九七〇年代末から八〇年代初頭にかけての時期と完全に一致する。後で述べるように羊スクレイピー病原体は加熱に対して抵抗性を示す。しかしもちろんこれは通常の感染病原体に比べてのことである。スクレイピー病原体であっても長時間の高温加熱処理によってその感染力は不活性化（無毒化）される。

おそらく従来のバッチ法であれば、二時間にわたる高温加熱操作とそれに続くアセトンによる抽出によって、たとえスクレイピー病原体が混入したとしても危険なレベルを超える残存が防がれていたのだろう。それが連続法になって、加熱温度と時間が減少し、有機溶剤による抽出が行われなくなったことが、スクレイピー病原体の不活性化・除去を不十分にし、これが肉骨粉の中に、ある一定レベル以上に残存してしまったのではないか。

通常のウイルスや細菌ならばこの程度の加熱でも十分殺菌できるので、すぐに発病して露見しやすい食中毒の原因病原体のようなものが肉骨粉に残ることはなかったが、スクレイピー病原体には通用しなかったのである。つまり、イギリスの狂牛病アウトブレイクの裏には、このような経済効率からの要請を受けたレンダリング工程の簡略化があった。食物連鎖の組み換えとともに、もう一つの人為的な組み換えが、狂牛病禍の引き金を引いたのである。これが調査委員会の推論であった。多くの牛は一九八〇年代初頭に、この飼料を食べて感染し、四-五年の潜伏期を経て発病が始まったと考えられた。

イギリス政府の不十分な対応

肉骨粉が原因であるとの調査結果を受けて、イギリス政府は、ただちに反芻動物（牛と羊）から得られたタンパク質を飼料として反芻動物に使用することを禁止した（一九八八年七月）。さらに狂牛病を疑われる牛について五〇％の補償で殺処分（八月）、狂牛病牛からの乳の廃棄処分（一二月）命令が出された。一年後、ようやく「特定臓物」と呼ばれる脳、脊髄、脾臓、胸腺、腸、扁桃などが人間用の食材から除外された。これらの対応は、狂牛病の急激な勃発とその原因究明に要した時間から考えて、十分迅速なものだったといえるが、その補償額や命令徹底の不十分さ、あるいは狂牛病汚染食肉規制の不十分さなどから後日批判されることになる。対応の甘さの背景には、ある種の楽観論があった。「狂牛病は羊スクレイピーが牛に発生したものである。何百年も前からヒトは羊肉を食べ、羊と共存してきたにもかかわらず、羊からヒトへスクレイピーが感染した証拠はない。だから狂牛病がヒトに危険をもたらすこともない」と。この楽観論は、のちにもろくも覆されることになる。

イギリス狂牛病の発生数は一九九二年から一九九三年にピークを迎え、年間三万五〇〇〇から三万七〇〇〇もの発症が報告されたが、その後減少に転じた。これは一九八八年に出された反芻動物への反芻動物由来飼料（肉骨粉）の使用禁止令の成果であると考えられ、この意味では肉骨粉に原因を求めた疫学調査の正しさが裏書きされたといってよい。狂牛病は、減少傾向を続けてはいるが、二〇〇三年には六一二頭、二〇〇四年には三三八頭の発症を見、二〇〇五年の現時点でもなお一〇〇頭以上の発見が続いている。

公式データとしてのイギリスにおける狂牛病発生数累計は約一八万頭だが、専門家はこの数字を信用していない。補償制度の不十分さなどから、届け出から漏れた潜在的なケースが多数あると考えられている。推定によれば、狂牛病はその発生から今日までに九〇万頭以上の牛に感染し、一九八九年の食肉規制実施までに四四万頭あまりが、実施後九五年末までにさらに二八万頭あまりが人間の食用にまわされてしまったと考えられているのである。

イギリスの犯罪

狂牛病の感染源が、病死体を原料とした肉骨粉だと特定され、その使用が禁止された。確かにこの措置の後、狂牛病の発生数は激減していった。肉骨粉原因説は証明されたのである。しかし、その裏でイギリスはとんでもないことを黙認していた。イギリス政府は一九八八年七月、肉骨粉飼料を反芻動物にタンパク質飼料として使用することを禁止した。しかしこれはあくまで国内に限ったことだったのである。レンダリング産業はそのまま続行され、使用禁止にともなってだぶついた肉骨粉は、国外へその販路を求めた。肉骨粉の輸出について、イギリスは当初、何の規制も行わなかった。そのため、危険な肉骨粉は、ヨーロッパに流れ、ヨーロッパ諸国が輸入を禁じた後、香港を拠点にアジア諸国、あるいはカナダ、米国へと広がっていった。

イギリスの隣国フランスは主要な肉骨粉輸入国だった。一九九〇年代に入ってから、潜伏していた病原体がその姿を現した。フランスの狂牛病発生数は二〇〇五年現在、九四五頭を超え、いまだ収まる気配がない。同じくイギリスの隣国アイルランドも、フランス以上の一五〇〇頭あまりの患畜数をかぞえる。

一方、懸念されるのがアジア諸国の情勢である。周知のとおり日本に狂牛病が発生したのは二〇〇一年になってからのことだった。イギリス産の肉骨粉がいつ、どの程度、輸入されたのか、政府はその実数をきちんと把握していなかった。タイにも大量の肉骨粉が流入している。韓国、中国にも入っている可能性がある。いまのところ、これらアジア諸国からは幸いなことに狂牛病発生のニュースはもたらされていない。しかし、これは単に幸運だったのか、それとも十分なサーベイランスを行っていないため、見過ごされているのかははっきりしない。狂牛病はカナダ、そして米国にも飛び火した。これも肉骨粉のグローバルな流れに乗り込んだ狂牛病病原体が、海や山、そして国境をわたったということを示しているにすぎない。

日本および米国における狂牛病の発生とそれによって引き起こされた問題については、拙著『もう牛を食べても安心か』（文春新書）で詳しく論じたので、興味がある方は参照していただきたい。

変異型クロイツフェルト・ヤコブ病の発生

汚染された肉骨粉がイギリスを出て、世界中に売りさばかれる。こんな野放図なことが黙認された背景には、楽観論があった。スクレイピー、そして狂牛病は確かに感染症ではあるが、それは所詮、羊や牛といった動物固有の病気でしかない。ヒトにうつることはないのだ、という楽観論である。過去、人と羊は長い間共存してきたが、牧畜に従事する人々の間でスクレイピーに似た病気が多発するなどといった事例は何もなかったからである。

クロイツフェルト・ヤコブ病（ＣＪＤ、略称ヤコブ病）は、人間版の伝達性スポンジ状脳症として知られていた。症状の特徴は羊スクレイピーや狂牛病と似ているものの、そこから伝染したものとは考えられていなかった。これまで知られていたヤコブ病、すなわち古典的ヤコブ病は主に六五歳以上の老人が発症するきわめて稀な病気で、その頻度は年間一〇〇万人に一人の割合だった（孤発性ヤコブ病と呼ぶ。ヒトのヤコブ病の病因論については後で詳しく述べる）。ところが、突如、イギリスで、平均二三・五歳という若年症例が次々と報告されだした。一九九四年から九五年にかけてのことである。しかも、発症（運動障害など初期症状を示した時点）から死亡にいたるまでの経過が六ヵ月と早いこと（古典的ヤコブ病では一二ヵ月以上）、脳病変・脳波などの臨床像にも差異が見られた。これら若い患者では、若年発生のリスクが高いとされる遺伝要因や脳硬膜移植、脳下垂体製剤の使用などの医原性因子がなく、まったく新しいタイプのヤコブ病であり、変異型ヤコブ病（variant CJD）と命名された。

イギリス政府は一九九六年三月、これらの患者が、狂牛病アウトブレイクの混乱期に市場へ流出した感染牛肉を食べた結果、狂牛病病原体に感染した可能性がある、と発表し全世界に衝撃を与えた。専門家グループが変異型ヤコブ病患者の出現を目の当たりにして、その可能性は一つしか考えられないことを政府に緊急提言したのだった。これまで一貫して、狂牛病はヒトにうつることがないから安心してよいと主張していた政府の楽観論は、もろくも崩れ去ったのだった。プルシナーのノーベル賞受賞はこの翌年のことである。

拡大する変異型ヤコブ病の感染患者

狂牛病のヒトへの伝染は、その後、科学的な証明が行われた。その一つは、タイピングテストである。これは、不幸にして亡くなった変異型ヤコブ病患者から採取された脳サンプルをマウスに注射して、発病までにかかる日数、発病後の脳病変の特徴などを詳しく調べ、それが狂牛病にかかった牛から採取された脳サンプルを投与したマウスに現れる特徴と比較する検査である。二つの病原サンプルがもたらした病状の特徴は完全に一致していた。

その後もイギリスでの患者数は増え続け、本稿執筆の時点（二〇〇五年秋）で一五〇人を超えている。またフランスでも九例の変異型ヤコブ病死者が発生している。イギリスでは町場の安レストランなどで、くず肉や内臓、場合によっては脳すらを混ぜこんだハンバーガーが供されていたという。犠牲者たちは何のためらいもなくこのようなものを食べて、狂牛病病原体に感染してしまったのだろう。二〇〇〇年には年間二八人もの患者を記録したが、その後は年間一七－二〇人で推移している。これをもって発生のピークがすぎたと見るのは時期尚早だ。潜伏期の長さがどれくらいになるのか、病原体に対する感受性にどの程度の個人差があるのか（明らかに汚染牛肉の流通量から考えて、それを食べた人のうち、ごく限られた数だけが発病している）、などがほとんどわかっていないからだ。

最近、イギリスで、大規模な盲腸もしくは扁桃手術の検査が行われた。この結果が、イギリス医学会誌、二〇〇四年五月号に掲載された。約一万三〇〇〇ケースの切除組織に対して、狂牛病感染のマーカーとなる異常型プリオンタンパク質の蓄積の有無を調べたところ、三例で陽性を認めた。手術が無作為に行われたと考えると、イギリスにはなお三八〇〇人に上る狂牛病病原体潜伏患者がいることになるという。今後、いったいどれくらいの規模の変異型ヤコブ病患者が出現するのか、まったく予断を許さない。

第2章

プリオン病とは何か

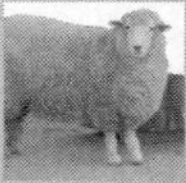
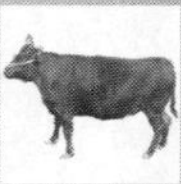
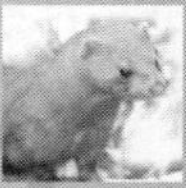

さて、前章ではプリオン病の代表例としての狂牛病をめぐる経緯を概観した。狂牛病は、肉骨粉というリサイクル飼料を介して羊のスクレイピー病が乗り移ってきたものだと考えられていることを述べた。飼料が原因だということは、肉骨粉の給餌が禁止された後で、イギリスでは急激に狂牛病の発生数が減少したことからも立証された。狂牛病が収まりかけた矢先に、今度は、ヒトの変異型ヤコブ病が発生することになった。このようにプリオン病は、種の壁を乗り越えてさまざまな動物（ヒトを含む）を宿主としうる。

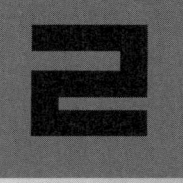

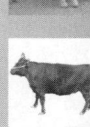

宿主	病名
羊	スクレイピー病
牛	BSE（狂牛病）
ヒト	クロイツフェルト・ヤコブ病（CJD）
	（Gerstmann-Sträussler-Scheinker病）（GSS）
	（Fatal familial insomnia）（FFI）
ミンク	伝達性ミンク脳症
シカ	慢性消耗病
猫	伝達性猫スポンジ状脳症

図2－1　伝達性スポンジ状脳症は、宿主によって病名が異なる

プリオン病の正式名称は、伝達性スポンジ状脳症

今日、プリオン病と総称されている病気の正式名称は、伝達性スポンジ状脳症（transmissible spongiform encephalopathy, TSE）である。プリオンという言葉が登場する以前の研究史を説明するうえで、とりあえずこの長い正式名称を使って話を進めることにしよう。

伝達性スポンジ状脳症は、発見の歴史的経緯から、宿主によってさまざまな病名で呼ばれる（**図2-1**）。羊では、スクレイピー病、牛では、狂牛病またはBSE（Bovine spongiform encephalopathy）、ヒトでは、クロイツフェルト・ヤコブ病（最近では、単にヤコブ病と称されることが多い）である。

また、毛皮用に養殖されていたミンクに発生した伝達性ミンク脳症、狂牛病禍が続いたイギリスでは、汚染された飼料（ペットフード）を食べた飼い猫が、狂「猫」病を発症した例が発見された。動物園で飼育されていたピューマやチーター、反芻動物のニアラやクーズー（アフリカ原産のウシ科動物）、さらに米国ではオオジカ（エルク）のスポンジ状脳症が

見つかっている。

　このように伝達性スポンジ状脳症は幅広い宿主に感染し、ヒトと動物にまたがる病気である。この特徴から人獣共通感染症と呼ばれることもある。伝達性スポンジ状脳症に興味を持って研究を進めている研究者は、医者だけでなく、獣医、そして私のような分子生物学者、生化学者、タンパク質科学者など広い分野にわたるのも、この病気が広い宿主範囲を持つ、謎の多い疾患だからである。謎は、ジグソーパズルのピースのように、時間的、空間的に広がっている。この章では、そのピースを拾い集めながら、伝達性スポンジ状脳症の研究史を一枚の絵にまで組み立ててみたい。

致死率は一〇〇％

　伝達性スポンジ状脳症は、多くの場合、病原体に汚染されたエサを介して経口的に感染する。感染すると数年から十数年もの非常に長い潜伏期を経て、病状を呈する。症状としては、初期には、音への異常反応、不安動作、運動失調、消耗、痙攣（けいれん）、流涎（りゅうぜん）、興奮、過敏などの行動異常、進行とともに起立不能、転倒などが起き、やがて意識がなくなり衰弱して死に至る。ヒトの場合は、不安、意気消沈、焦燥、ひっこみがちといった自覚症状があり、歩行異常などの運動障害が出る。ついで記憶障害、認知障害へと進行する。死後の病理解剖と顕微鏡観察により、脳には多数の空胞（次ページ、写真、神経細胞が死んで脱落してできた穴）が見られる。これがスポンジ状脳症の名

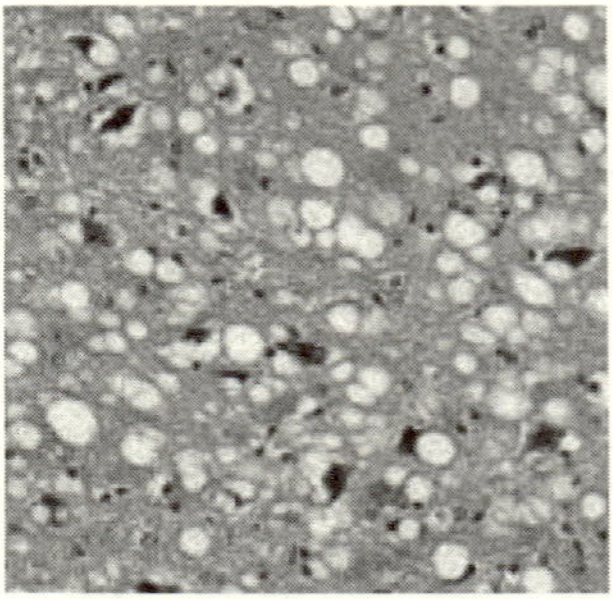

スポンジ状になった脳の顕微鏡写真
（プルシナー論文による）

前の由来である。

伝達性スポンジ状脳症には、星状グリア細胞と呼ばれる星形をした特殊な細胞の異常増殖が観察され（次ページ、写真）、免疫組織学検査によって異常型プリオンタンパク質（不溶性の凝集タンパク質）が検出される。これが病気の診断マーカーとなる。脳を調べなければならないため、現在のところ、生存中に感染を確定診断する方法はない。ひとたび発症すれば致死率一〇〇％の病であり、有効な治療法や特効薬のようなものもない。

伝達性スポンジ状脳症と、症状その他の点で類似している病気がある。アルツハイマー病だ。いずれも、脳の神経細胞が変性を起こし死滅していく。それにともなって、運動障害や神経症状をきたす。アルツハイマー病の場合にも、脳内に不溶性の異常型タンパク質（アミロイドβタンパク質）が蓄積する。伝達性スポンジ状脳症やアルツハイマー病と同じように、健康な状態では存在しないはずの異常型タンパク質が病気の進展とともに蓄積する病気を、今ではコンフォメーション病と総称するようになった。タンパク質の立体構造（コンフォメーション）の変化が関与する病気という意味である（38ページ、**図2—2**）。

ところが、これらコンフォメーション病の中で、唯一、伝達性スポンジ状脳症だけが持っている特別な性質がある。それは文字通り、伝達性であること、つまり〝うつる〟ということだ。アルツハイマー病にかかったヒトや動物の病変部位サンプル（たとえば脳をすりつぶしたもの）を健康な動物に接種しても、アルツハイマー病を伝達することはできない。ところが、伝達性スポンジ状脳症ではそれができるのだ。

うつるというのは、すなわち、病気を媒介する病原体が存在することと同義語である。病気は、大きく分けると、うつるもの（＝感染性）とそうでないものに分かれる。インフルエンザやSARS（重症急性呼吸器症候群）やエイズ、結核や赤痢はうつる。ガンや糖尿病や高血圧やうつ病はうつらない。病気がうつるためには、呼気や血液や糞尿（ふんにょう）やその他の体液などに潜んで、次の宿主に乗り移る「病原体」が存在しなければならない。

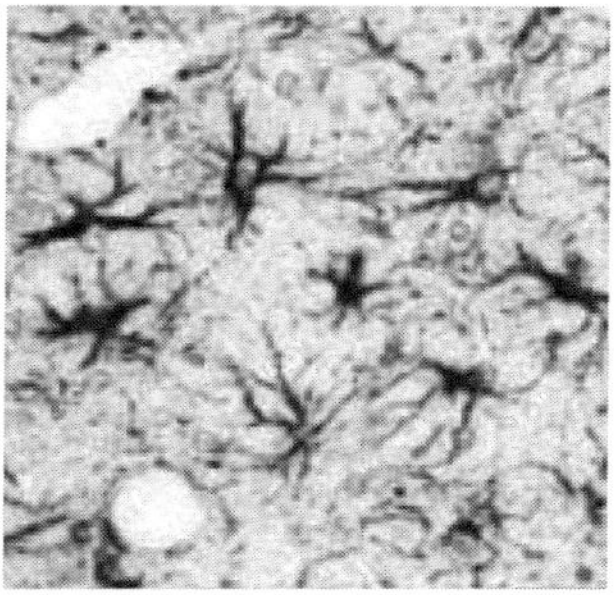
増殖した星状グリア細胞
（プルシナー論文による）

病気を媒介する病原体としては、独立して生存・増殖する単細胞生物としての細菌の他に、細菌よりもずっと小型のウイルスがある。ウイルスは、タンパク質の殻（コート）とそれに包まれた核酸からなり、宿主となる細胞に寄生しないと増殖できない。

結核や赤痢は細菌が、インフルエンザやSARS、エイズはウイルスが、病原体である。では、伝達性スポンジ状脳症の病原体は？　最大の謎は、まさにこの病原体の正体なので

疾患名	沈着タンパク質	感染性
アルツハイマー病	アミロイドβタンパク質	なし
家族性アミロイドーシス	トランスサイレチン	なし
	免疫グロブリン軽鎖	なし
	β_2ミクログロブリン	なし
	シスタチンC	なし
	アポリポタンパク質AI	なし
	リゾチーム	なし
鎌形赤血球貧血症	ヘモグロビン	なし
肺気腫、肝硬変	α_1-アンチトリプシン	なし
血小板塞栓症	アンチトロンビン	なし
血管浮腫	C_1-インヒビター	なし
スポンジ状脳症（プリオン病）	プリオンタンパク質	あり？

コンフォメーション病のうち、沈着タンパク質に感染性があるとされるのはスポンジ状脳症だけである。

図2－2　コンフォメーション病

ある。

スクレイピー病の研究史

伝達性スポンジ状脳症のうち、もっとも古くから発生の記録があり、研究の対象となってきたのは、羊がかかるスクレイピー病である。狂牛病も、このスクレイピーが羊から牛へと乗り移ってきたものだと考えられていることは前章で述べたとおりである。では、スクレイピー病はどのように研究されてきたのだろうか。

スクレイピー病に取りつかれた羊は、歩行がおぼつかなくなり、身体を柵にこすりつけたりするようになる。あるいは、牧場主に突きかかるなど、羊本来のおとなしさとは裏腹な興奮症状を示す。やがて羊は自ら立つことも草を食むこともできなくなり、あげくに衰弱して死んでいく。一頭にこの病気が現れると、しばしば同じ群れに波及する。流行はやがて収まり、人々が忘れかけた頃、再びどこかに出現する。羊たちに取りつく、この奇妙な病気、スクレイピー病の原因はいったい何だろうか。

羊毛産業は一八世紀のヨーロッパにあって広くさかんに行われていた。羊毛が莫大な富をもたらすとともに、羊の肉が貴重なタンパク質源となったからである。多くの人々がこの産業に従事していた。牧羊が重要産業であれば、当然、羊を脅かすさまざまな病気に注意が向けられていた。

一七三〇年代にイギリスですでにスクレイピー病が発生していたことを示す文書がある。この病気は〝リケット〟と呼ばれ、詳細な記録が残っている。その特徴は、まず、羊の行動が落ち着かなくなり、人が近づくと興奮したり、疾走したりする。次に、体毛が抜けるほど激しく身体を木の幹や柵にこすりつける。しかし皮膚には発疹（ほっしん）などは見られない。第三段階になると羊は自然に見放されたかのように愚鈍になり、群れを離れ、よろよろと歩き、やがて横たわったまま、エサを食べられなくなり、衰弱死を迎える。一度かかるとこの病気は治らない。ある時突然、何の前触れもなく出現する。スクレイピー病の特徴を確実に捉えた、実に正確な記録である。

この病気は、ある時は「ふるえ病（シェイキング）」、別のときには「痙攣病（トランブラント）」などと呼ばれて恐れられた。イギリスをはじめ、ドイツ、フランスでも繰り返し現れた。やがて一九世紀には、こすりつける、の意味からスクレイピーという病名が一般化していった。

原因については、いっこうに明らかにならなかった。ある者は、栄養状態、エサ、風土などに原因を求め、ある者は遺伝に、また別の者は感染症を疑ったが、いずれも決め手がなかった。その大きな理由は、スクレイピー病の発生パターンには一定の傾向が見られず、不規則で、間歇的だったからである。つまり、要因をさぐるための疫学的な手がかりがなかった。また、スクレイピー病が発生すると、その群れ全体が疑われ、羊毛としての商品価値が下がるので、多くの場合は秘密裏に処分された。このこともデータ集積を阻んだ。

そして、なによりも一番の原因は、きわめて長期間にわたる潜伏期であった。今でこそ、伝達性スポンジ状脳症の潜伏期が、数年から十数年もあることが判明しているが、当時はまったくそんなことは考えられていなかった。単純な感染症であれば、病気を発症した動物と健康な動物を同居させてうつるかどうかを見ればよい。しかし、想像以上に長い潜伏期は、原因を追究しようとする人間の継続的な観察力を鈍らせる。時間がたてばたつほど、因果関係を結ぶ線をつなぐのは困難になる。

一九〇七年に始まる記録がある。ある牧羊業者が一五〇頭の雌羊を購入し飼育しはじめた。二年後、このうち三〇頭の羊がスクレイピー病を発症して死亡した。牧羊業者はスクレイピー病を根絶するため、群れの生き残り全部とそこから生まれた子羊をすべて処分した（処分とはいうものの、実際には精肉業者に引き渡した）。そして一から新しい羊を飼育しはじめた。しばらくは平穏が訪れた。しかし、二年後、新たに育てていた羊に再びスクレイピーが発生しはじめた。スクレイピーが一度発生した場所から、時間をおいて再びスクレイピーが発生することは、紛れもなく感染を疑わせる。しかし何が媒介しているのだろうか。土壌、あるいは牧草が汚染されていたのだろうか。結局、謎は謎のままとどまった。一つだけ明らかになったことは、病気の動物を排除しても、感染性はその場所にとどまっており、それが再び災いをもたらすには二年もの歳月がかかる、ということである。感染症としては異常に長い潜伏期である。

感染症証明までの長い道のり

感染症であることを自然観察ではなく、積極的に証明する方法に、実験的な「接種」法がある。病気の動物の病巣組織をすりつぶしたサンプル（ホモジネートあるいは乳剤と呼ばれる）を健康な動物に注射、あるいは食べさせて、同じ病気が起こるかどうかを調べる。これを最初に試みたのは、フランスの獣医学者ベノワだった。しかし、彼の接種実験では一年近く観察が続けられたが、発症は起こらず、彼はスクレイピーが感染症であるとの考えに否定的にならざるを得なかった。風邪や食中毒などによる病原体感染では、すぐに、長くとも数日以内に症状が現れることを考えれば、一年の観察は十分すぎるほど長い。しかし、ことスクレイピーに関しては、一年では短すぎたのである。

ベノワの研究から二〇年が経過した一九三〇年代後半、フランス・ツールーズ獣医大の研究者キュイエとシェルが、ついにスクレイピー病が感染症であることを証明した。他の研究者が試みてできなかったことを彼らがなしえた背景には、実験科学者としての注意深い取り組みがあった。
キュイエとシェルは、病気を伝達させるには、できるだけ病原体をたくさん含む病巣組織サンプルを、健康な個体に与える必要があると考えた。これまでの実験で輸血などが試されたがうまくいかなかったのは、サンプルの感染力が弱すぎるからではないか。スクレイピー病では、行動や反射や運動に変調が起こる。それは脳や神経が冒されているからに違いない。つまり主要な病巣は脳ではないだろうか。彼らは、スクレイピー病羊の脳や脊髄を取ってすりつぶした。

次に投与方法である。毒でも薬でも同じだが、飲むよりも注射するほうがよく効く。そしてできるだけ作用する場所に近いところに注射するほうが効率的である。脳に取りつく病原体ならば、できるだけ脳に近い場所に接種するのがよい。

彼らは大胆にも、脳サンプルを、健康な羊の眼球内に注射した（後で論じるとおり、スクレイピー病の人間版であるヤコブ病が、初めて医療ミスとして伝染したのは、眼の角膜移植によるものだった）。そして彼らはじっと待った。一年後、ことは何も起こらなかった。彼らはさらに待った。いよいよあきらめかけたとき、一頭が奇妙な振る舞いをしはじめた。落ち着きのない行動、理由のないおびえ、そしてこすりつけ動作。まがうことなきスクレイピーの典型症状だった。接種から一六ヵ月が経過していた。もう一頭が発症したのは、さらに遅れて接種二二ヵ月後のことだった。

フランスの実験科学の祖はパスツールである。彼は、空想や直感に頼った推論を排して、あくまで実験による実証を旨とした科学の方法論をうち立てた。そして、炭疽病や狂犬病が伝染性の病原体によって引き起こされることを立証した。

キュイエとシェルは祖国の偉大なる先達から、実験科学に必要な粘り強い観察精神を受け継いでいたに違いない。パスツールが活躍した一九世紀後半当時、狂犬病は、犬の性的ストレスが高じて自然に発症すると考えられていたのだ。

パスツールは、病原体の存在を示した後、それを体外で培養すると病気を発症できない亜型の株を作り出すことができることに気がついた。これを犬に注射すると、後で本当の病原体を注射しても病気にかからない。ワクチンの発明であった。亜型株を事前に投与することによって、身体が免疫抗体を作り、いざというときのために臨戦態勢を整えたのである。免疫の成立である。

結局、パスツールの存命中には、狂犬病の病原体の正体自体はつかめなかった。なぜなら、それは光学顕微鏡で見える細菌性の微生物ではなく、遺伝子核酸とそれを包むタンパク粒子からなる微小な〝ウイルス〟だったからである。ウイルスの粒子は、光学顕微鏡では見えず、電子顕微鏡の解像度によらなければ捉えることができない。電子顕微鏡が実現するのは、パスツールの死後約四〇年が経過した一九三〇年代初頭のことである。しかし、パスツールは、ウイルスの存在が判明するよりもはるか以前に、そのワクチンを作っていたのだ。パリ・パスツール研究所の中庭にはパスツールの業績を顕彰して、狂犬と戦う人物のブロンズ像が飾られている。

病原体はいずこに

さて、スクレイピーがうつる病気、すなわち感染症であることが確定した。とはいえ感染症の原因となる病原体の正体は依然として謎のままだった。しかし、人々は、自分たちの大切な羊の数が奪われることこそ憂えたが、病気そのものを恐れていたわけではなかった。スクレイピーはあくまで羊の病気であり、それが他の家畜、ましてや人間に乗り移ってくるなどとは夢にも思っていなかった。事実、そのような気配はまったくなかったのである。この楽観論は後になって手痛い反撃に遭うことになるのは、前章で述べたとおりである。

イギリスでは、一九三〇年代、スクレイピーとは別に、跳躍病と呼ばれる羊の病気が問題となっていた。この病気はスクレイピーに似て、羊の脳を冒し、飛び跳ねなどの行動異常をもたらす。しかしスクレイピーとは違って病原体が判明していた。特別なウイルスが犯人であり、ダニがそれを媒介する。

コンプトン獣医学研究所所長のウイリアム・ゴードンは、跳躍病ウイルスのワクチンを製造する研究に従事していた。彼はパスツールの方法を踏襲した。病気にかかった羊の脳、脊髄など病原体ウイルスが大量に増殖している組織を取り出す。これを均一にすりつぶしてから食塩水で希釈し、ホルマリンを加える。ホルマリン処理を行うとウイルスは不活性（無毒）化される。しかし、ウイルス粒子自体は残存しているので、これを健康な動物に注射すると、病気をもたらすことなく（ウイルスは増殖しない）、ウイルス粒子に対する抗体の産生を誘発することができる。つまり免疫を持たせることができる。ゴードンは三〇〇頭もの跳躍病羊から、四万五〇〇〇頭分のワクチンを製造し、予防接種が一九三五年に実施された。ワクチンは跳躍病の予防に大変よく効き、大いに喜ばれた。しかし予防接種から二年半後の一九三七年秋、ゴードンのもとに不穏なニュースが届いた。予防接種を実施した牧場から、スクレイピー発生の報告が入ったのである。

ゴードンは秘かに調査を開始した。後になって彼はこう述べている。

「一九三五年製のワクチンを接種した羊がいる農場の大半を訪ねて回りました。跳躍病には非常によく効いたので、どこでもあたたかく歓迎されました。しかし私の訪問の真の目的は、ワクチンを接種した羊にスクレイピー病が発生していないかを確かめることだったのです」

ワクチンを接種してからかなりの時間が経過していたため、大半の羊が成獣となって出荷されていた。しかし、予防接種を受けた羊のうち少なくとも数％に、スクレイピー病が発症していた可能性が示唆された。実際の発症確認数が少なかったことと、潜伏期が長すぎたため、表向きワクチンとの因果関係が議論されることはなく、ゴードンの面目は保たれた。さらに調査を続けた結果、彼がワクチンの原料として使用した跳躍病羊の中に、過去、スクレイピーにかかった雌羊と同居していた羊が混じっていたことが判明した。あるいは跳躍病とスクレイピー病の症状は似ているので、スクレイピー罹患羊が混入していた可能性もある。結果的にこのワクチン接種事業が、スクレイピー病をイギリス国内に拡大させた可能性は否定できない。

この事件は、イギリスの獣医学者たちに衝撃を与えた。スクレイピーの病原体はホルマリン処理によっても、その感染性を失わない。つまりホルマリン抵抗性を持つ。このような不死身の特徴を持ったウイルスは、これまでに一つも知られていなかった。

スクレイピー病原体が、通常の細菌やウイルスとは違った性質を持ったものであることがだんだんと明らかになってきた。しかし、その事実は謎をいっそう深いものにした。その特異的な性質は、これまでのウイルス学、病理学の常識ではまったく理解できなかったからである。

ウイルソン、目の前にあるデータが信じられない

一九三〇年代後半から五〇年代にかけて、英国エジンバラの研究者D・R・ウイルソンは、この病原体が、通常の細菌やウイルスとは異なり、物理的、化学的殺菌処理に異常な抵抗性を示す、ということを長期間にわたる動物実験によって見出していた。

ウイルソンは、スクレイピー羊から採取した試料にさまざまな処理を施して、その影響を検討した。処理を施した試料を別の羊に接種して、発病するかどうか観察する。長い潜伏期があるので根気のいる研究であった。スクレイピー病原体は三〇分間の煮沸をしても完全には死なない。二ヵ月間凍結してもまだ生きている。ゴードンの事故で判明したホルマリン処理だけでなく、当時、消毒に有効とされていたフェノールやクロロフォルムで処理した組織サンプルにも病原性が残る。紫外線にも強い抵抗性を示した。病原体は、滅菌フィルターを通過し、超遠心機にかけても沈澱しないほど小さい。

　さらに驚愕すべき事実は、病原体による感染症であるにもかかわらず、宿主には、発熱や炎症、特異血清の生成などの免疫反応がいっさい起こらないことだった。外来の病原体に対しては通常、急激な免疫反応が起こる。血液中には、病原体に対する特異抗体が作り出される。これが病原体を特定するうえで、またとない研究用ツールとなりうるのだ。したがって、抗体ができない限り病原体にアプローチするすべがない。これらの観察結果は、当時の生物学からはまったく考えられないことだった。ウイルソンは論文発表することを最後までためらったといわれている。

実験マウスで進むスクレイピー研究

　エジンバラにはスクレイピー病研究の世界的センターの一つ動物衛生研究所（ＩＡＨ）がある。ここでは実験動物としてマウスが使用されていた。イギリスの研究者たちは、羊のスクレイピー病が他の動物に伝達可能かどうかを長期にわたって研究していた。やがて羊のスクレイピー病は、接種実験によってヤギに移すことができることがわかった。

　一九六〇年代のはじめになって、ディック・チャンドラーが、スクレイピー病をマウスに移すことに成功した。これはスクレイピー研究にとって大きな進歩であった。なぜならマウスは小型でライフサイクルが短い。妊娠期間二〇日、誕生後一ヵ月で離乳し、二ヵ月後には交尾できるようになる。寿命は二年ほど。実験室内で大量に飼える。スクレイピーにかかった羊の脳をマウスに注射すると、マウスは数ヵ月後、痙攣や歩行困難を示し、〝スクレイピー・マウス〟の症状を現した。このマウスの脳を取って健康なマウスに注射すると病気を次々と移すことができることも判明した。現在でもチャンドラーが作り出した病原サンプルは「チャンドラー株」と呼ばれて研究者の間で頻繁に利用されている。これまでは広くかつセキュリティが完備した実験農場でしかスクレイピー羊の飼育実験はできなかった。羊を押さえつけて注射したり、何年にもわたって観察することは大変な人手と労力がかかる。飼育経費も馬鹿にならない。それがすべてマウスを使って、実験室内で能率よく行えるようになったのである。

キンバリンとディキンソン

チャンドラーの研究を引き継いだのは、同じ研究所のキンバリンとディキンソンたちだった。彼らはイギリス全土からスクレイピー病にかかった数多くの羊サンプルを集めてきた。それをマウスに注射して長期にわたって観察を行った。その結果、判明したことは、スクレイピー病の出所が異なると、マウスが発病するまでの潜伏期間に大きな差がある、ということだった。五ヵ月程度で発病する短期型スクレイピーと、一年以上潜伏期がある長期型スクレイピーがあった。潜伏期以外にも違いがあった。脳の冒される部位と、沈着物などの状態が異なっていた。この観察は、同じスクレイピー病原体の中に異なる「株」があると考えることで説明できる。その証拠に、同一の株をマウスからマウスに移すと、潜伏期間の長さや病変パターンが保存された。ディキンソンたちはその後も丹念に調査を進め、結局、二〇種類以上も異なるスクレイピー株が存在していることを明らかにした。これは、ちょうど、Aホンコン型とかB型というように、少しずつ性質の違うタイプのインフルエンザウイルスの亜種（株）が存在する現象に似ている。

スローウイルス

スクレイピー病原体は、その後も謎の病原体とされ続けた。粒子の大きさを推定するデータや変異株があることなどはウイルスの存在を示唆していた。しかし、ウイルスにしては、熱に強力に抵抗し、薬剤処理をしても病原性を完全に不活性化することができない点が不可解だった。

一九五〇年代、アイスランド大学のビョーン・シガードソンは、羊のスクレイピー病（アイスランドでは「リダ」と称されていた）が、通常のウイルス感染とは異なり、感染しても急性の症状を現さず、非常に長い潜伏期を経て、ゆっくりと進行する新しいタイプの〝スローウイルス〟によるものではないか、という仮説を提唱した。羊の病気として、長い潜伏期を持ちスローに進行するものとして、他にビスナとマエディという疾患が知られていた（これらは現在では、レトロウイルス科レンチウイルス亜科に属するビスナ・マエディウイルスによるものであることが知られている）。シガードソンは、これらの病気を総称してスローウイルス感染と呼んだ。こうして、その正体こそ明らかでないものの、伝達性スポンジ状脳症は、スローウイルスという、通常のウイルスとは性質が異なった〝非定常型〟のウイルスによるものではないかという概念が導入された。つまり、正体はわからないまでも、病原体はウイルスの一種だと推定されたわけである。

一方、ヒトにも奇妙な神経症状と脳病変をもたらす病気が存在していることが知られていた。やがてこの病気は伝達可能な感染症であること、そしてスクレイピー病と同じスポンジ状脳症であることがわかり、パズルのピースが集まるように、この病気に関する情報が集約されていくことになる。

クロイツフェルト博士とヤコブ博士

一九二〇年代初め、二人のドイツ人医学者がほぼ同時に、しかしそれぞれ独立して、不思議な症状を示す患者を報告した。精神荒廃や痙攣など多様な神経症状が急速に進行して認知障害を起こし、数ヵ月で死に至る。病気は二人の名前を取って、クロイツフェルト・ヤコブ病（略してCJD）と呼ばれるようになった（長い名前なので、ヤコブ病と呼ばれることも多い。最近になって、クロイツフェルトが報告した症例に疑問が出されたので、単にヤコブ病と呼ぶほうが正しいとの説もある。以降、本書ではヤコブ病と表記する）。

ヤコブ病は、同時期にやはりドイツで発見されたアルツハイマー病と症状は似ていたが、進行の速度や脳の病変が異なっていた。また、この病気は、あまりに稀にしか発生しないため（年間一〇〇万人に一人の割合で高齢者が発症）、長い間、それほど注目されることはなかった。これは現在、孤発性のヤコブ病、と呼ばれているものである。

今日、ヤコブ病は孤発性の他、狂牛病汚染肉を食べたことに起因する変異型ヤコブ病、医療上のミスに起因する医原性ヤコブ病[*]に分類されている。クロイツフェルト・ヤコブ病が、羊のスクレイピー病と同一の病気であることは、クロイツフェルト博士やヤコブ博士はもちろん、当時の誰もまったく気がつかなかった。

クールー病の発見

一九五〇年代、ニューギニア島東部の高地民であるフォレ族の間にクールーという謎の病気が流行していた。クールーとは現地語で、（寒さや恐怖で）震える、という意味であり、運動失調とふるえを特徴とする神経症状を示していた。症状は三〜九ヵ月の間に急速に進行し死に至る。多数の患者を見つけた現地の医務官ジガスは、ウイルス性脳炎を疑い、血液サンプルや死者の脳標本をオーストラリアの研究所に送って検査に付した。しかし、血清中にウイルスの存在を示す抗体はなく、培養実験からも手がかりは得られなかった。

偶然、この研究所に居合わせたハーバード大学医学部のウイルス研究者、ガイジュセックはこの話に興味を持った。彼は米国への帰路、海抜二〇〇〇メートル近い現地を訪問し、ジガスとともに調査を行った。そして、一九五七年、クールーが新しい神経疾患であることを論文発表した。患者数は二〇〇〇人以上であり、その内訳は大半が女性であった。

*脳外科において、ドナー選別がずさんな輸入硬膜を医用材として使用した手術によって生じた日本の「薬害ヤコブ病」事件は、まさに医原性ヤコブ病である。

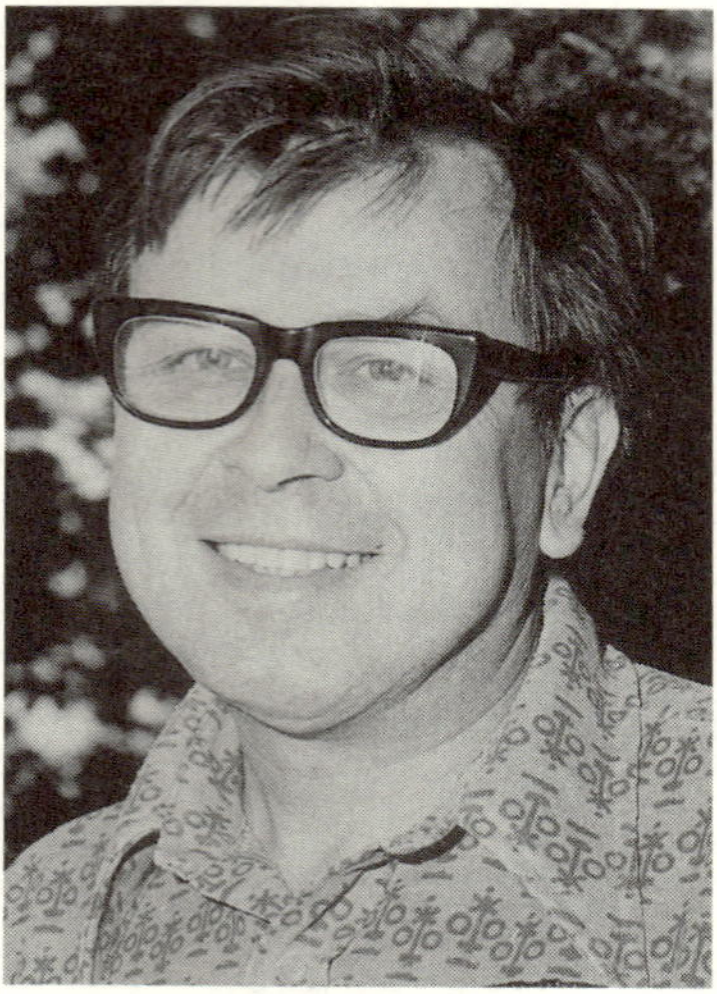

カールトン・ガイジュセック

クールーとスクレイピーの符合

米国の獣医学者ハドローは、たまたまこのガイジュセックの論文を、留学先の英国で読んだ。彼は、スクレイピー病の調査を現地で行っていたのである。すぐに、クールー病の症状、進行の経過、脳の顕微鏡写真などが、羊スクレイピー病と恐ろしいまでに酷似していることに気がついた。クールー病とスクレイピー病は、同じ病原体がたまたまヒトと羊を別々の場所で襲っているのかもしれない。もしそうだとすれば、クールー病は感染症だということになる。ハドローはただちにガイジュセックに手紙を書いて、この可能性とクールー病を実験的にサルに伝達する実験を提案した。

ガイジュセックは米国の国立衛生研究所（ＮＩＨ）でただちに実験に着手した。クールー患者から採取した脳をすりつぶして、三匹のチンパンジーへ接種したのである。実験を担当したのは、ガイジュセックの片腕のギブス博士だった。チンパンジーたちは最初、何の異常も示さなかった。しかし、一八ヵ月後、一匹のチンパンジーに運動失調とふるえをともなう異常が現れた。残りの二匹も二〇ヵ月後、二一ヵ月後に発症した。ついで、チンパンジーからチンパンジーへの伝達実験にも成功した。こうしてクールー病の伝達性、すなわち何らかの病原体が介在していることが立証されたのである。

一方、ガイジュセックはクールー病の発見当初から、この病気が、ヤコブ病に酷似しているという事実に気づいていた。脳がスポンジ状に冒される病変の病理学的特徴や臨床症状が一致していたからである。彼らは大規模な動物実験を行って、孤発性のヤコブ病患者の脳サンプルをチンパンジーに接種すると、クールー病にきわめて類似した症状を引き起こすことを証明してみせた。こうして、クールー病は、ヤコブ病の一パターンであり、紛れもなく感染症であること、そしてこれらが、羊のスクレイピー病と同じ伝達性スポンジ状脳症として一括できることが立証された。かくして、クールー病、ヤコブ病、そしてスクレイピー病のピースに描かれていた絵柄がつながったのである。

食人儀式とクールー病

ではいったい、クールー病はどうしてフォレ族の間に大規模に発生したのだろうか。その背景には彼らの特殊な習俗が隠されていた。カニバリズム（食人儀式）である。フォレ族には部族の中に死者が出ると、これを悼んで死者の身体を食べる風習が続いていた。脳を食べるのは主に女たちだったという。これはクールー病患者が女性に多いことと符合する。

おそらく次のようなシナリオを想定することができるのではないか。起点は、ヤコブ病だった。それは自然発生的に起こった孤発性のヤコブ病だったかもしれないし、スポンジ状脳症にかかったシカあるいはリスといった動物を食べたことによって、野生動物を宿主としていた病原体に触れた結果、ヤコブ病を発症したのかもしれない（実際、孤発性ヤコブ病が本当に自然発生的に生じるのか、それとも何らかの稀な感染源との接触によって生じるのかは結論が出ていない。この点については後の章でも触れたい）。

フォレ族の祖先に、一人のヤコブ病患者が出現し、悲惨な神経症状を呈して亡くなった。死者は親族たちに、食人儀式によって弔われた。近親者の女たちは死者の脳を口に含んだ。その中に病原体が含まれていたのである。病原体はきわめて長い潜伏期を経て、ゆっくりと増殖し、彼女たちに同じ症状をもたらすことになる。しかし、その間に横たわる長い年月は、儀式と病気との連関をフォレ族の人々に気づかせるのを妨げた。新たな死者が出現し、再び食人儀式が繰り返された。こうして、病原体はフォレ族の人々の間に徐々に広がっていったのだろう。かなりの患者数が現れた後も、フォレ族の人々は、この病気が何らかの呪いによってもたらされた災厄だと信じていた。

一九六〇年代になって、西側からキリスト教が入り、コーヒー栽培などの技術が移植されるとともに、食人の風習は廃止されるようになった。これにともなって患者の発生は激減することになった。それでもごく最近に至るまで、ヤコブ病の発生が見られたという。これらはすべて高齢者であり、風習が廃止された後、数十年以上もの非常に長い潜伏期が存在していたことを示すものである。

ガイジュセックもまた、シガードソンの概念を踏襲し、クールー病の病原体を〝スローウイルス〟ではないかと推定した。ガイジュセックは一九七六年、〝感染症の起源と拡散に関する新しいメカニズムの発見に対して〟、つまり伝達性スポンジ状脳症の研究によってノーベル生理学・医学賞を受賞した。B型肝炎ウイルスの研究を行ったブランバーグとの共同受賞だった。ブランバーグは、B型肝炎にかかった患者の血液中にオーストラリアのアボリジニーから見つかったのと同じ抗原があることを見つけた。これがB型肝炎ウイルス発見の端緒となり、また輸血の安全検査の確立にもつながったことが評価されたのである。スポンジ状脳症と肝炎の研究が一括して取り扱われたのは奇異に見えるが、当時は、スポンジ状脳症も正体はなおつまびらかではないものの、B型肝炎と同じく、新規のウイルス感染症と考えられていたことが背景にあったのだと思われる。

クールー病の発見に重要な示唆を与え、大きな寄与をしたはずのハドローやジガス、ギブスらは共同受賞者にはならなかった。

伝達性ミンク脳症と狂牛病

米国では古くから高級毛皮の給源としてミンクが〝ミンク農場〟で大規模に飼育されてきた。

このミンクにも、伝達性スポンジ状脳症が発生する。最初の症例は、米国ウィスコンシン州のミンク農場で一九四七年に発見された。症状は、興奮、運動失調、硬直、痙攣、昏睡などであり、急性の経過をたどって死亡する。その後、米国で伝達性ミンク脳症の発生が時をおいて間歇的に報告されている。

一九八五年には同州ステッソンビルの農場で数千頭規模の大発生が起こり、州立大学の獣医マーシュらが検討を行った。ミンクは肉食獣であり、そのエサは、この農場の場合、周囲五〇マイル以内にある他の農場で発生した起立不能な病牛、いわゆるダウナーや、殺処分した乳牛の内臓などが用いられていた。

少量の馬肉、鶏肉、魚、穀物なども用いられていたが、羊肉はまったく使用されておらず、いわゆる肉骨粉も使われていなかった。発症したミンクの脳サンプルを牛に投与したところ、狂牛病を発症した。この実験からマーシュは、米国にも潜在的に狂牛病が存在している可能性を警告した。これに対して、マーシュは業界団体などから激しい攻撃を受けた。彼は米国における狂牛病発生の公式報告（二〇〇三年）に接する前にこの世を去った。狂牛病の発生を示唆するミンク脳症の実験結果にもかかわらず、米国当局は現在に至るまで、二〇〇三年以前に米国内に狂牛病が発生していた可能性についてこれを認めていない。二〇〇三年、二〇〇四年に相次いで見つかった米国の狂牛病発生の原因は何か？　汚染された肉骨粉が与えられたのか、それとも別の感染ルートがあるのか。伝達性スポンジ状脳症をめぐるパズルには、まだ見つかっていないピースが存在しているのだ。

羊から牛、牛からヒトへの伝達には、病原体を含んだ食物連鎖が関わっていると考えられる。クールー病のようにヒトからヒトへも、この例に当てはまる。

では、肉骨粉を介して狂牛病の原因となったと考えられている羊のスクレイピーはそもそも何が原因で発症し、どのような伝達経路で羊の間で感染していったのだろうか。前者の答え、つまりスクレイピー病の起点は、いまのところまったく不明である。きわめて稀に起こる羊の風土病として、ずっと昔から、限られた羊の身体に病原体は封じこめられていて、時として顕在化したとしかいいようがない。

では、後者の答え、過去幾度となく間歇的に羊の群れに集団発生したスクレイピー病の伝達様式には、どのようなメカニズムが考えられるだろうか。汚染された肉骨粉を与えられた羊が、狂牛病と同じスポンジ状脳症を発症した例が狂牛病禍の過程で知られているが、スクレイピーは肉骨粉が普及するずっと以前、少なくとも二五〇年以上前から、ある特別の群れに同時多発的な発生が認められている。羊は共食いをすることはないので、病気の羊の肉が経口的に他の羊の身体に入ることは、通常はありえない。羊から羊への伝達メカニズムはどのように考えたらよいのだろうか。

現在もっとも可能性のある考え方は次のような仮説である。羊の放牧地ではお産も自然に任され、しばしば出産にともなって胎盤が放置されることがある。スクレイピーにかかった羊の胎盤は病原体に汚染されている。これを同居羊あるいは、後から移入された羊がなめたり食べたりすることによって病気の伝達が生じると解釈されている。スクレイピー病原体は乾燥や太陽光に相当な抵抗性があるので、草原に放置された胎盤にも病原性が長期間残存していると考えうる。

また、次のような新しい知見も出てきた。二〇〇五年一〇月の『サイエンス』誌によれば、スイス・チューリヒ大学の研究グループは、腎臓に慢性的な炎症を起こしたマウスが常に尿中に異常型プリオンタンパク質を排泄していることを確認した。スクレイピー病が群れの間に伝播するメカニズムとして、病気にかかったヒツジの尿で牧草や飼料が汚染されることによって他の健康なヒツジにも病気がうつる可能性も考えうる。

第3章

プリオン説の誕生

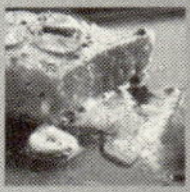

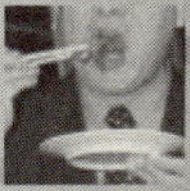

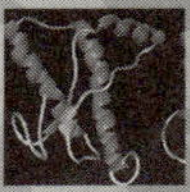

第2章で概観したように、スクレイピー病、ヤコブ病、クールー病はいずれも同じ感染症、すなわち伝達性スポンジ状脳症として統一的に認識されるべき病気の異なる局面であることが理解されるようになり、その伝達経路も徐々に明らかにされていった。しかし、肝心の病原体そのものの正体については、スローウイルスと呼ぶべき非定常的なウイルスであろうとのおぼろげな推測はあったものの、病原ウイルスの存在を示すような決定的証拠は何一つつかめなかった。電子顕微鏡による詳細な探索にもかかわらず、病巣に特別な病原体の姿を捉えることはできなかっ

た。そのような膠着（こうちゃく）状態の中、ウイルス説を否定する研究データが現れてきた。

ティクバー・アルパーの大胆な仮説

イギリスの放射線生物学者だったティクバー・アルパーらは、一九六〇年代後半、羊スクレイピー病原体の感染力を電離放射線の照射によって不活性化（病原体を殺すこと、正確には増殖能力を失わせること）する実験を試みた。そしてその結果から、驚くべき仮説を導き出した。スクレイピー病原体は核酸を持たない病原体だというのである。細菌にしろウイルスにしろ、これまで知られているすべての病原体は、宿主に感染し増殖するための遺伝情報を持つ。その遺伝情報を担うのが核酸（ＤＮＡまたはＲＮＡ）である。これは病原体に限らず、すべての生命に共通の原理である。スクレイピー病原体はその例外だというのだ。

実験の概要はこうだ。ウイルスに電離放射線を当てる。放射線は加速されたエネルギー粒子なので、これがウイルスに命中すればウイルスは破壊される。このとき、一定の濃度で分散状態にあるウイルスのサイズが小さければ小さいほど、粒子が衝突する確率が低くなる。すなわち、ウイルスが生き残る確率が増え、より抵抗性を示すことになる。逆にいうと、小さなウイルスを不活性化するためには、より強度の大きい電離放射線が必要となる。電離放射線によって破壊されるのはウイルスの核酸（ゲノム）なので、正確にいえばウイルスの大小とはゲノムサイズの大小ということになる。

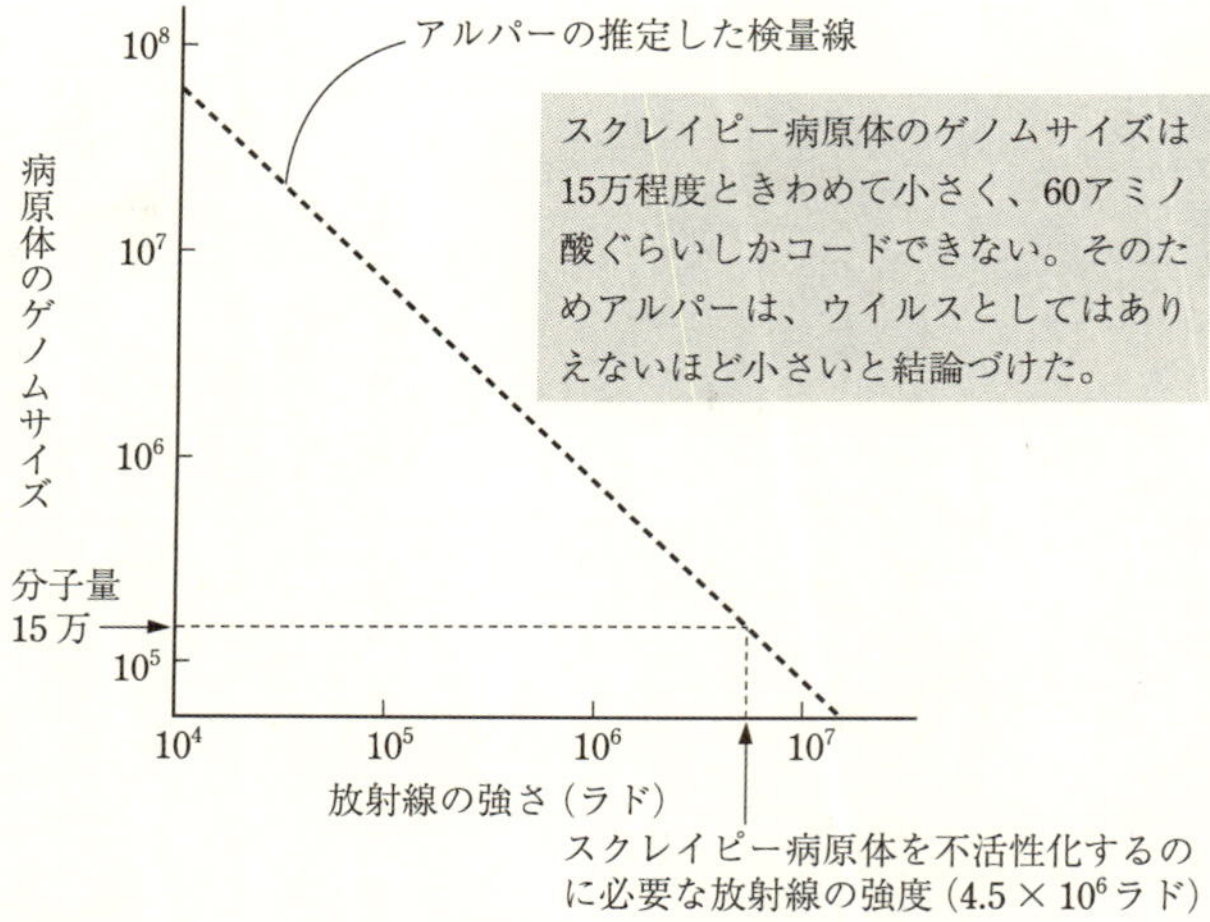

図3－1　ティクバー・アルパーの実験

そこで、ある一定濃度のウイルスを用意し、これに強度の異なる放射線を当てて、ウイルスが不活性化されたときの値（これをD_{37}値という。正確にはもとのウイルスを一〇〇％としたとき、三七％まで減少させる放射線エネルギー量）を決める。不活性化されたかどうかは、照射後のウイルス溶液を動物に接種して発症を調べることになる。これをバイオアッセイと呼ぶ（後述）。

電離放射線の強度はラドという単位で表される。横軸にラドをとり、縦軸にウイルスのゲノムサイズをとる。ゲノムサイズが判明している各種のウイルスを使ってこの実験を行ってD_{37}値を求めると、**図3-1**に示したような右下がりの直線上に乗る。ゲノムサイズが小さいほど、より強度の高い放射線が不活性化のために必要となる。つまりゲノムサイズとD_{37}値とは逆比例関係となる。この関係を利用して、電離放射線実験からウイルスの大きさを推定することができる。

この関係式をスクレイピー病原体に当てはめた。結果は驚くべきものだった。標準濃度のスクレイピー病原体を不活性化するためには、およそ4.5×10^6ラドもの放射線が必要だったのである。これはこれまで知られているどんなウイルスを不活性化するよりも高い値だ。このD_{37}値から計算されるスクレイピー病原体のゲノムサイズは、分子量にして五万から一五万、塩基数にして一五〇から四五〇ヌクレオチドしかない。これではウイルスに必要な遺伝情報をコードすることは到底できない。これは当時知られていた最小のウイルスの一〇〇〇分の一しかない。ウイルスとしてはありえないほど小さい!

アルパーが『ネイチャー』誌に報告した論文のタイトルは「スクレイピー病原体、核酸を持たない生物?」というものだった。本文でもアルパーは、スクレイピー病原体は核酸を持たない生命体である可能性を示唆している。スクレイピー病原体は、電離放射線の他、紫外線に対しても通常のウイルスよりもずっと高い抵抗性を示した。

核酸を持たずに、感染し、かつ宿主の中で増殖することのできる生物。これはとりもなおさず分子生物学のセントラルドグマ、すなわち、すべての生物は自己複製のために遺伝子核酸を持ち、その情報は、DNA→RNA→タンパク質という一方向に流れる(**図3-2**)、という中心原理を揺さぶる仮説だった。しかし、スクレイピー病原体が核酸を持たないとすれば、いったい、

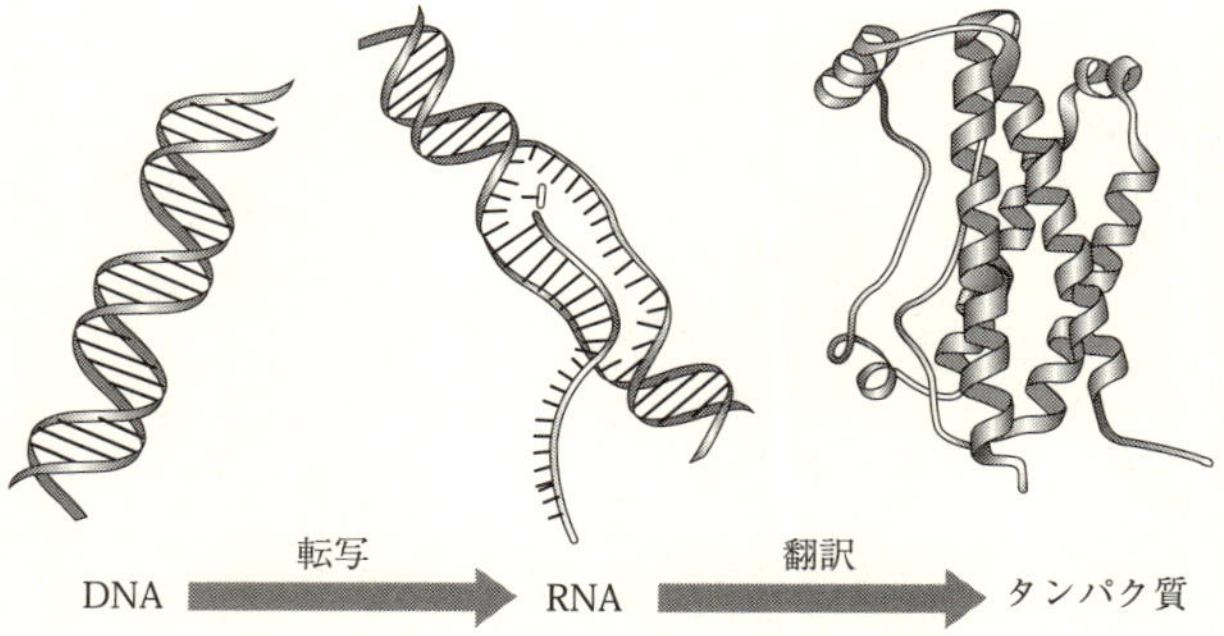

図3－2　セントラルドグマ　生命の情報はDNA→RNA→タンパク質と一方向にしか流れない。つまりタンパク質は自分自身だけで複製できない

何から成り立っていて、どのような方法で増殖、つまり自己を複製することができるのだろうか。

グリフィスの思考実験　プリオン説の原型

核酸を持たずに複製が可能な分子モデルを純粋な思考実験で提出したのが、イギリス・ベドフォード大学の数学者グリフィスだった。グリフィスは、アルパーのデータを見て、核酸が存在しなくとも、これまでの生物学理論の枠内で、つまりセントラルドグマを破ることなく、タンパク質だけで、ある種の自己複製的現象が生じうる可能性を考え、いくつかのモデル仮説を一九六七年に発表した。その一つは次のような仮説である。

スポンジ状脳症を発生させるメカニズムはもともと宿主の内部にあり、通常は、この反応が進行しないように抑制されている。スクレイピー病原体は、この抑制を解除し、病的反応を促進するように働くタンパク質である（図3-3上）。生体にもともと備わっている抑制力は強力だが、一〇〇％完全でないと考えれば、ヤコブ病の稀な孤発例も説明しうる。つまりこのタンパク質は鍵を壊すように働き、鍵が壊れるとスポンジ状脳症が進行すると考える。しかし、この仮説には一つ弱点がある。スクレイピー病では、薄めて注射した病原体が、新しい宿主の脳で何万倍にも増殖しているが（これは脳に含まれる感染力をバイオアッセイすることによって知りうる）、この仮説では病気をもたらすタンパク質が〝増殖〟するメカニズムを説明することができない。

もう一つの仮説は、スクレイピー病原体をタンパク質と考えるところまでは前の仮説と同じだが、そのタンパク質には正常型と異常型があると考えるところがミソである。宿主中には正常型タンパク質がある。このタンパク質には立体構造が異なる異常型があり、この異常型が外部から宿主に侵入してくると、次々と正常型を異常型に変換し、これが連鎖反応的に進む（図3-3下）。そして異常型の量が臨界点を超えると発病に至る。この考え方に立てば、「病原体」としてのタンパク質が、感染し、増殖することを説明することができる。もちろん当時、そのような正常型と異常型の間を行き来するようなタンパク質の存在を誰一人信じることはできず、グリフィスのモデルは純粋な仮説としてとどまった。また、最初の異常型タンパク質がどのようにできるかは説明のしようがない。

しかし、今日、この論考を読み返してみると明らかなのは、グリフィスのモデルは、他でもない、現在のプリオン説そのものだ、ということである。つまり、スタンリー・プルシナーがプリ

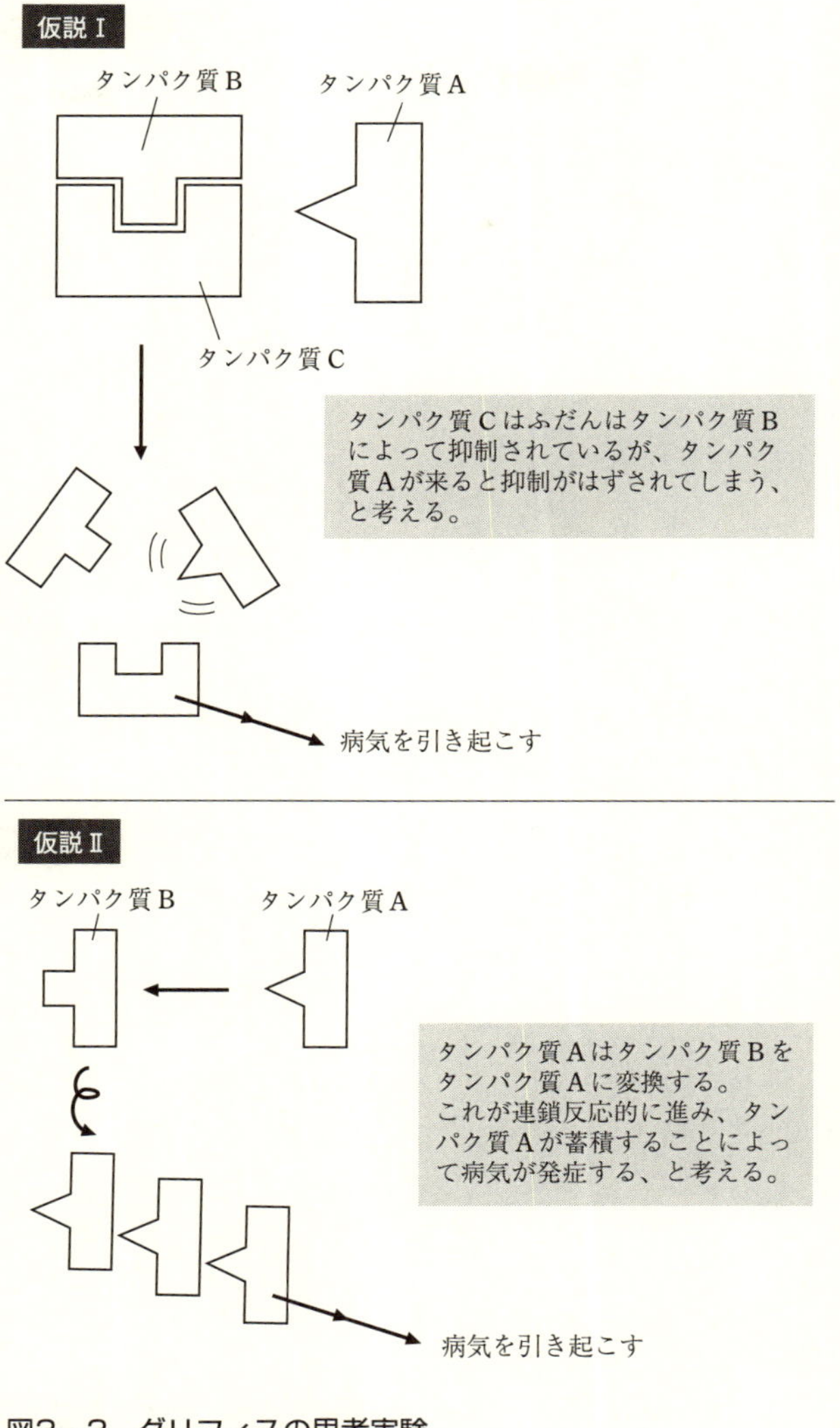
仮説Ⅰ
タンパク質B
タンパク質A
タンパク質C
タンパク質Cはふだんはタンパク質Bによって抑制されているが、タンパク質Aが来ると抑制がはずされてしまう、と考える。
病気を引き起こす
仮説Ⅱ
タンパク質B
タンパク質A
タンパク質Aはタンパク質Bをタンパク質Aに変換する。
これが連鎖反応的に進み、タンパク質Aが蓄積することによって病気が発症する、と考える。
病気を引き起こす

図3−3　グリフィスの思考実験

オン説を提示するよりも一五年も前に、スクレイピー病原体の異常な性状についての知見と、それを説明しうる理論的骨子は出揃っていた、といえるのだ。

プルシナー登場　ノーベル賞への道

一九八二年二月一九日金曜日、週末の『サンフランシスコ・クロニクル』紙の一面トップに、プルシナーの顔写真入りの記事が出た。

「微小な生命体を発見――奇妙な病原体が重大な病気に関連――」

プリオン、という新しい言葉がこの世に登場した最初だった。タンパク質だけからなる、まったく新しいタイプの病原体プリオンが、多くの重要な病気の原因である可能性が高い、とプルシナーは自分の研究を誇らしげに発表した。

後にプルシナーはこう語っている。

「連中は私の写真とプリオンの記事を週末トップ面の一番左上に掲載していた（写真）。レーガンの記事は、その隣の扱いだ。土曜日には各社が後追いに躍起となって連絡してきた。『ニューヨーク・タイムズ』なんて、もう必死だった。他の社も同じだ。メディアのせいで大変なことになった。それは私の予想を超えていた。プリオンという言葉があっという間に日常語のごとく認知されたのだ。『サイエンス』誌に出した論文のほうを読まなかった奴らも多いくらいだった」

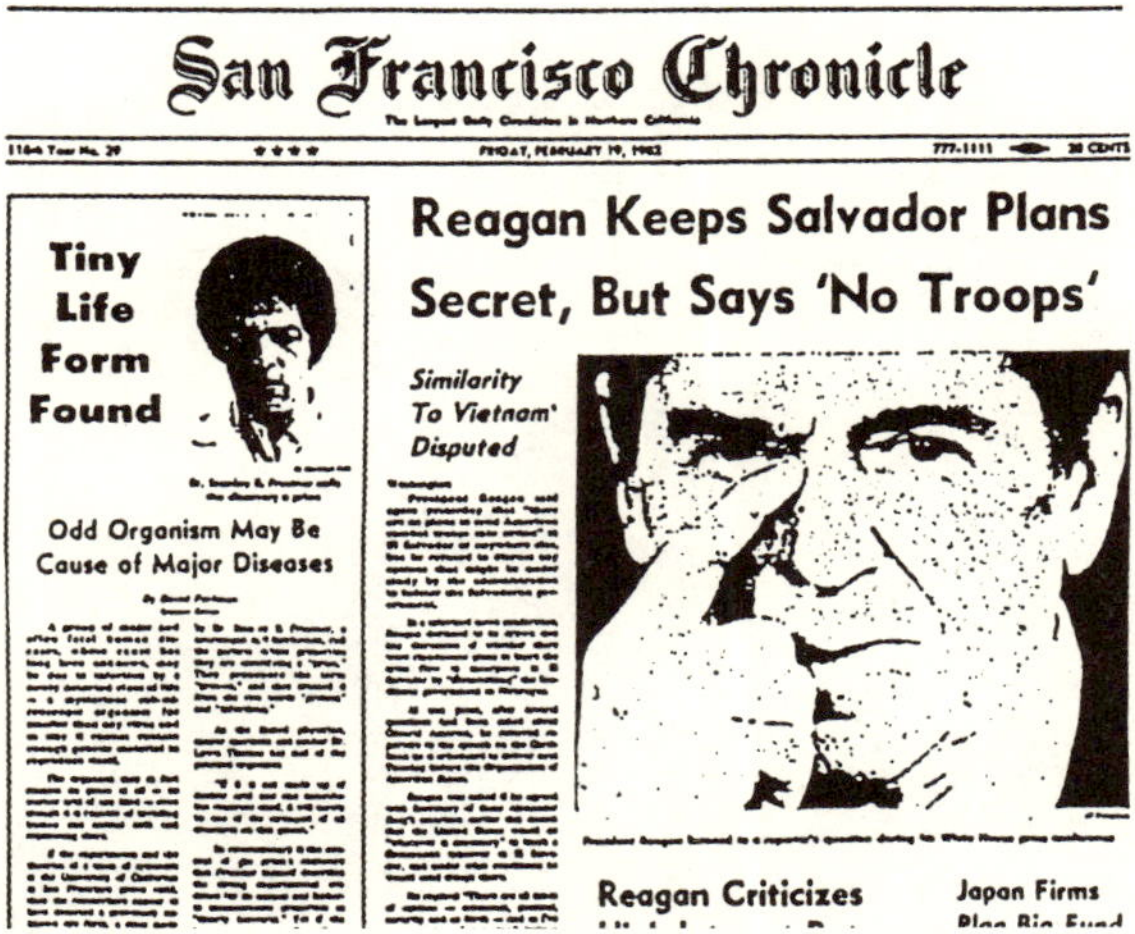
San Francisco Chronicle

FRIDAY, FEBRUARY 19, 1982

777-1111

20 CENTS

Tiny Life Form Found

Odd Organism May Be Cause of Major Diseases

Reagan Keeps Salvador Plans Secret, But Says 'No Troops'

Similarity To Vietnam' Disputed

Reagan Criticizes

Japan Firms

『サンフランシスコ・クロニクル』で紹介されたプリオン

プルシナーは騒動の原因をメディアに転嫁しているが、ここにはまずマスメディアを通して最初のパブリシティを行うことの計算があったに違いない。どのような世界でも、最終的に力をもたらすものは言葉である。科学の世界でも、それはまったく例外ではない。文字どおり、名づけ親がクレジットを持つ。たとえ名づけられたものが、まだ実体のよくわからないものだとしても。そこに名前を記した旗が立てられたとたん、世界は今までとは違った色で塗り分けられていく。プルシナーは、たぐい稀なる戦略家でもあったのだ。以降、歯車はプルシナーの思うとおりに回転をはじめた。

『サンフランシスコ・クロニクル』に遅れること二ヵ月、著名な科学誌『サイエンス』一九八二年四月九日号に論文が掲載された。正確にいえば、これは論文というよりも総説（内外の研究成果をまとめて解説したもの）と呼ぶべきものである。「新規のタンパク質性病原体がスクレイピーの病因である」と題されていた。執筆者はプルシナーただ一人。彼はこう宣言した。

「六つの独立した、かつ明白な証拠が、スクレイピー病原体が、感染に必要なタンパク質を含んでいることを示している」

証拠として彼が挙げたのは、

一、感染性は、タンパク質分解酵素処理によって消える
二、感染性は、DPC（タンパク質変性剤）処理によって消える
三、感染性は、SDS（タンパク質変性剤）処理によって消える
四、感染性は、グアニジンチオシアネート（タンパク質変性剤）処理によって消える
五、感染性は、フェノール（タンパク質変性剤）処理によって消える
六、感染性は、尿素（タンパク質変性剤）処理によって消える

という六点だった。さらに、彼は、病原体は、強い耐熱性を示し、核酸を不活性化する処理、たとえば、紫外線照射、ソラレン（核酸の働きを阻害する物質）、核酸分解酵素、亜鉛イオン、ヒドロキシルアミンなどの添加にも抵抗する、と述べている。自分はこれまで病原体の精製を進め、分子量五万程度の分画に感染性を濃縮することができた、とした。そこで、と彼は論を進めた。

「現在進行中の研究成果は、スクレイピー病原体が、ウイルス、ウイロイド[*1]、プラスミド[*2]とは異

なる性質を持っていることを示している。核酸分解処理に抵抗すること、耐熱性を示すこと、分子サイズが小さいことなどは、みなすべてスクレイピー病原体が新しい生命体であることを示唆している。スクレイピー病原体の主要な特徴が、タンパク質の特徴と類似していることから、その点を強調した病原体名を導入したい。これまで使われてきた『非定常ウイルス』とか『異常スローウイルス様病原体』といった名称に代えて、ここに『プリオン』(prion)という用語を提案する。プリオンとは、微小な、タンパク性感染性粒子(proteinaceous infectious particle)の略称で、通常の核酸不活性化処理に抵抗性を示す病原体である。また感染にタンパク質が必須であることも強調している」

彼は機会あるごとに、スローウイルスや非定常型病原体という言葉に代えて、プリオンという名称を使うことを主張した。投稿された論文の匿名審査を頼まれたときは、必ずこの要求をコメントとして付した。そのことで、ライバル研究者たちは審査員が誰であるのかを知った。

プリオン説

これがプリオンの登場であった。伝達性スポンジ状脳症の病原体をプリオンとする「プリオン説」は次のようなものである。

＊1　植物に感染して瘤や落葉をもたらす小型の核酸。

＊2　大腸菌などの間を移動する小型の核酸で、薬物耐性や毒素の遺伝情報を運ぶ。

プリオン説の本質は、スポンジ状脳症の病原体の正体が、タンパク質であるとする点だ。従来、病原体は細菌にしろ、ウイルスにしろ、すべて遺伝子（ＤＮＡもしくはＲＮＡ）を持っていた。だからこそ、宿主の内部に侵入した後、その遺伝子のコピーを増やして増殖することができたのである。多数の株（変異型）が生まれたり、種の壁を越えて感染したり、型によってワクチンが効かなかったりするのもすべて、遺伝子が変化（進化）するからである。ところが病原体プリオンには遺伝子がない。タンパク質だけから成り立っている。だから、プリオン説は、タンパク質単独犯行説（protein-only hypothesis）とも呼ばれている。病原体に遺伝子が含まれていないとしたティクバー・アルパーの仮説そのものである。

では、遺伝子を持たない単なる物質としてのタンパク質が、どのようにして感染したり、増殖したりすることができるのだろうか。プルシナーは、スポンジ状脳症にかかった動物の脳を、正常動物の脳と比べてみて、病気の脳に蓄積している特有のタンパク質があることを見出した。彼はこれこそが病原体であると直感し、プリオンタンパク質と命名した。正確にいうと、プリオンとは、プリオンタンパク質を唯一もしくは主要な構成成分とする新しいタイプの病原体である、と述べていた。〝もしくは主要な〟というところに、万一、別の成分が発見された場合に備えて、逃げ道を作っておいたつもりだったのだろうが、今では、ほとんど、病原体プリオン＝異常型プリオンタンパク質、という定義が通用している。

プルシナーへの反発

従来、地道な研究を続けてきたスクレイピー病研究者やヤコブ病研究者たちは、突然発表された〝プリオン説〟に大いに憤慨した。専門科学誌に詳細な実験結果が報告される前に大衆紙を使って宣伝がなされた、という学界の慣行破りに、まず不快感が先行した。しかし、なによりも問題とされたのは、この分野ではすでに他の研究者が明らかにしてきたことをとりまとめて羅列しただけで、ほとんど何もプルシナー自身の新発見はないに等しいにもかかわらず、「プリオン」という新語をいきなり打ち出してきたことだった。

事実、プルシナーが挙げた〝六つの証拠〟はいずれもプルシナー自身の研究成果ではなく、数十年にわたるスクレイピー病研究の先人たちの論文データの引用である。また、放射線照射や紫外線照射を行ってもスクレイピー病原体が容易には不活性化しないことから、病原体は非常に小さく、もしかすると核酸を持たない新生物かもしれないという推察は、先にも記したようにティクバー・アルパーのものである。さらに、タンパク質だけからなる病原体があって、それが増殖するメカニズムのモデルは、グリフィスが考案したものだ。プルシナーの総説はこれらを言葉巧みにつなぎ合わせたものである。

あえて、プルシナー自身の成果は、といえば、脳に、病気の脳に特有に存在するタンパク質を発見し、精製法を改良して分子量五万程度と推察した点くらいである。しかし、この論文で、もっともインパクトがあり、もっともすばらしい「発見」は、プリオンという言葉を造り出した、ということだった。

ストックホルムへの道

言葉の力は絶大だった。プルシナーは配下の研究者にこう言い放ったという。

「みろ、この分野はこれまで、やれスローウイルスだの非定常型なんたらだの、正体不明のぬるい言葉のぬかるみに沈んでいたんだ。ところが、だ。俺たちが新たにプリオンと命名して、みんなの前でアルツハイマー病と関連があるかもしれない、と言ったとたん、俄然注目が集まってきたじゃないか。つまりカネが集まるということなんだよ」

実際に、プリオンを標語として、謎の病気を解明するというキャンペーンを張ったプルシナーのところへ、さまざまな研究資金が集まりだした。プルシナーは、一時は、プリオン説は、スポンジ状脳症だけでなく、アルツハイマー病やその他の脳神経疾患にも適用できるとまで述べていた。これらのキャッチフレーズは、正確でなくとも、研究資金の申請に際して審査員の心証に大きく訴えることになる。プルシナーはそのような意味で、メディアと言葉の力を正確に知っていたのである。それは彼のもう一つの野望、ストックホルムへの道にも連なっていた。

かつてプルシナーと共同研究を行っていたフランク・マシアルツは次のように語っている。

「プルシナーと私はこの論文の共同執筆者になる予定でした。私は、病原体の構造について非常に慎重な立場をとるべきだと考えていました。しかしプルシナーはプリオンという言葉を命名することによって、病原体はタンパク質だけからなるという方向に強引に結論づけようとしていたのです。私は、まだその存在が確定しないうちに名前をつけることに反対でした。しかしプルシナーは自分のデータ解釈にエゴイスティックなまでに固執していました。彼は自分の解釈に不都合な実験結果を軽視して、一足飛びに結論を急ぐ傾向にありました」

結局、あくまでプルシナーが自己主張したため、マシアルツは共同執筆者を降りて、プルシナー研究室を去った。これが先の『サイエンス』論文である。単独執筆者になることはむしろプルシナーの思うつぼだっただろう。プルシナーは自分の研究室のメンバーはもちろんのこと、世界中にプリオンという言葉の使用を強要していった。

プルシナーの野望

スタンリー・プルシナーは一九四三年に生まれた。米国オハイオ州シンシナティに育ち、ペンシルベニア大学医学部を卒業した。神経科の研修医として、一九七二年、カリフォルニア大学サンフランシスコ校医学部にやってきた。東海岸から西海岸への移動である。彼もまたやはり時代の風を呼吸したのだろうか。とはいえ彼は現実をも正確に見すえていた。彼には明確にわかっていたのだ。何を、いかにして、いつまでに明らかにすれば、栄光の鷲（わし）が舞い降りてくるのかが。そして、まずその尾をしっかりと捕まえなければならないことも。神経学を専攻したのも、脳と神経系のメカニズムの解明こそが医学に残された最後のフロンティアだと考えたからである。

一九七〇年代半ばのある日、病棟で自分の受け持っていた患者が、クロイツフェルト・ヤコブ病で亡くなった。先輩の医者に聞いてみたところ、ほとんど何も教えてはくれなかった。そこで彼は過去の文献を調べてみた。その結果、明らかになったことは、この病気がまったくの謎に包まれていることだった。これまでに数多くの病理学者や内科医、獣医たちの懸命な追究がはね返され、謎は謎のままとどまっていた。ニューカマー特有の根拠のない自信と野心に満ちていたであろうプルシナーは直感した。ここにこそ鉱脈がある。謎の病気の病原体を見つけ出すのは俺だ。誰一人として、病原体の正体を化学的に追い詰めた研究者はいないではないか。正しい方法を用いて病原体を化学的に単離・精製すればよいのだ。俺がそれをやってみせる、と。

徒手空拳ながら彼は研究方法をあれこれ思い描いた。そして、プルシナーは研究室を立ち上げて資金を求めた。NIH（国立衛生研究所）に研究費を申請してみた。プルシナーは当時のNIHの冷淡な対応を次のように回顧している。

「おまえはいったい何者なのか？　酵素化学には少しの覚えがあるかもしれないが、ウイルス学やスクレイピーに関して何の実績もないではないか。そしておまえはきちんとした研究トレーニングをまったく受けていないではないか」と。

これはある意味、研究のスタートを切った科学者が誰しも受ける洗礼である。

現在でもそうだが、公的な研究費配分機関は、業績主義である。だから富めるものだけがますます富む。新しいアイデアだけの研究申請はだいたいが却下される（日本の文部科学省は少し前から「萌芽的」研究計画にもわずかな研究費を分配するようになった）。ニューカマーはなんとしてでも歯車を回しはじめねばならない。そしてまた、プルシナーのように臨床医として忙しい日々を送っていれば、基礎研究のトレーニングを十分受けられないのは当然である。それは彼の弱点でもあったが、大胆さという点では強みでもあった。

ＮＩＨの第一の批判に答えるため、プルシナーはウイルス学のコースを取り、第二の批判に答えるため、ウイリアム・ハドローと共同研究を行うことにした。ハドローは、ＮＩＨ付属のロッキーマウンテン研究所にあって、初めて羊のスクレイピー病とヒトのクールー病の類似を指摘した研究者である。ＮＩＨは研究資金を提供した。

プルシナーは、できるだけ早くこの分野での地歩を固めたかったのであろう、人脈づくりにも余念がなかった。スクレイピー研究の第一人者ハドローとの関係を作るとともに、もう一人の大御所にも接近している。ノーベル賞受賞後もニューギニアで精力的に調査を行っていたガイジュセックを二度にわたり訪問し、診療を手伝ったり、一緒に高地を歩き回った。ガイジュセックはプルシナーより二〇歳も年上で、当時すでに五〇代半ばを越えていたはずだが、ガイジュセックは山道でたちまちプルシナーを取り残して軽々とはるか先を行ったという。

バイオアッセイ

プルシナーは若さにものをいわせてほとんど偏執狂的に、スクレイピー病原体の精製に取りかかった。すぐに彼の前にリアリティが立ちはだかった。なぜ多くの先駆者たちが病原体を精製できなかったのか。

この病気の病原体の所在と濃度を知る方法は、今に至るまでただ一つしかない。バイオアッセイである（図3-4）。

分画した病原サンプルを一〇倍ずつ薄めた溶液を作る。これを希釈系列という。普通、もとのサンプルを一〇回程度希釈する（できた最終希釈液は、原液に比べて一〇の一〇乗分の一の濃度になる）。一連の操作によって一〇の濃度サンプルができる。このようにして作った病原サンプルを健康な実験動物に注射する。何ヵ月にもわたる長い潜伏期が終わるのを待つ。マウスを使った場合、約半年ほどを要する。病原サンプルの希釈を繰り返して作った系列を順に投与していくと、投与した動物群の五〇％に発症をもたらす濃度が定まる（図3-4の矢印を付した希釈系列）。この濃度を感染単位1と決める（そのため実験動物は一つの系列を注射する際、最低でも一〇匹程度必要になる）。感染単位1（10^0）となった希釈系列から逆に濃度を計算していくと、最初の脳サンプルにどれくらいの強さの病原性があったかが求まる。つまりスタートのサンプルに含まれていた病原体の濃度が求まる。これが病原性の大きさ、つまり病原力価あるいは感染力価である。感染力価は一〇の何乗で表示される。

ある精製段階でサンプルが一〇分画できれば、そのどこに病原体が存在するかを調べるために、各分画あたり、希釈系列を作り（原液を1として一〇分の一ずつ、希釈して一〇回繰り返す）、各

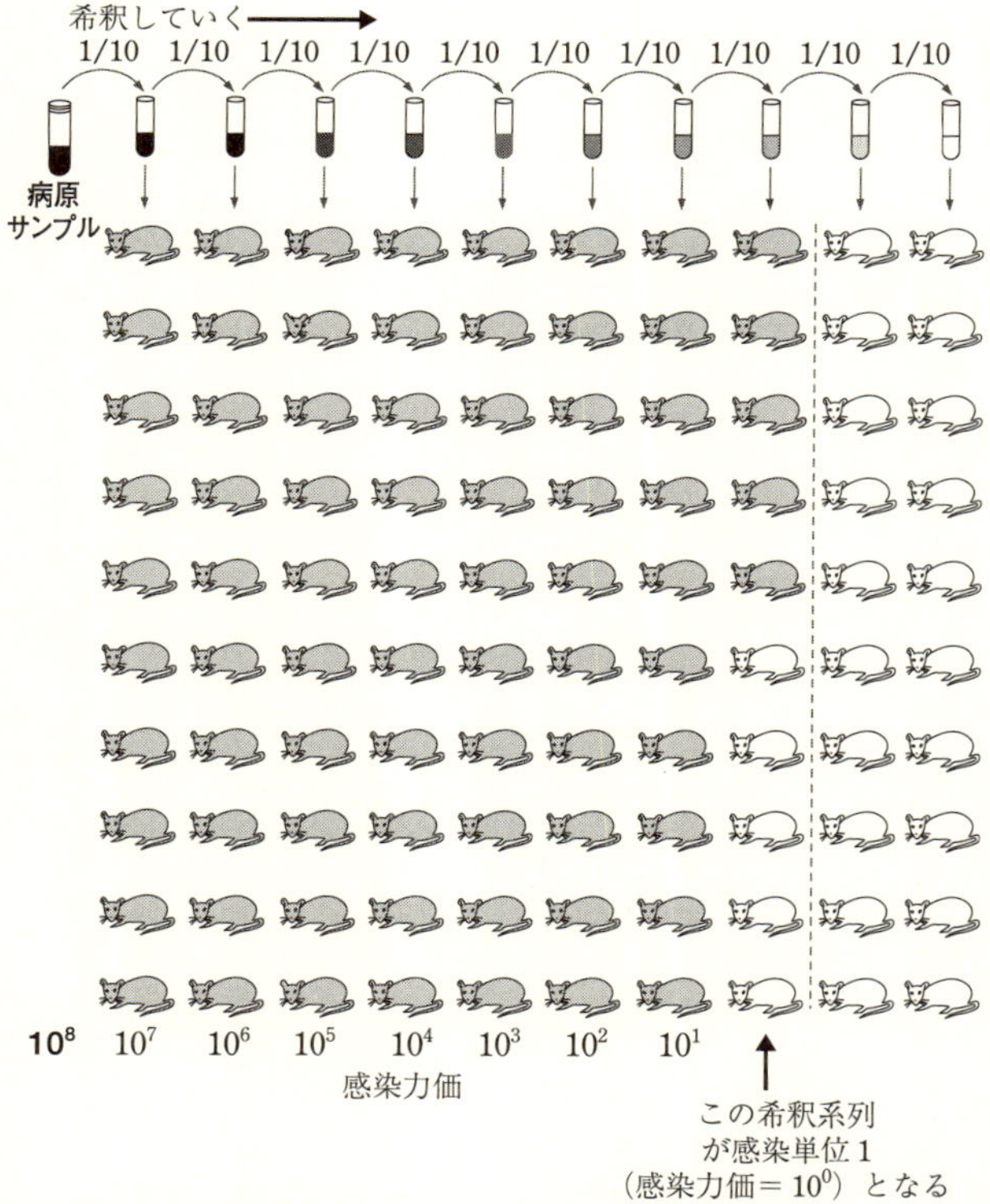

まず病原サンプルを1/10ずつに希釈して10本の希釈系列を作製し、それぞれ10匹のマウスに接種して発症の有無を観察する（色がついているのが発症マウス）。10匹中5匹（50%）に発症をもたらした希釈系列を感染単位1（感染力価が10^0）と定義する。この図の例では、もとの病原サンプルの感染力価は10^8である。

図3－4　病原体をバイオアッセイする

希釈に対して一〇匹のマウスを使えば、この実験だけで10×10×10で、一〇〇〇匹のマウスと半年の時間がかかる計算になる。

かりにこの実験がうまく進んで、半年後にどの分画に病原体が存在するか判明すれば、次にこの分画をさらに違う精製方法でより細かく分けて新しいサンプルをまた一〇分画ほど得る。これをバイオアッセイしなければならない（実際の精製では、分画サンプル数はもっと多いのが普通である）。これを何度も繰り返していって、最後にその分画には病原体以外の混入物は何もない、という段階にまで持っていく必要がある。それが単離・精製という作業だ。

プルシナーは述べている。この計算でいけば、精製には二五万頭のマウスと、数回分の人生が必要だとわかった、と。この頃から彼は常に物事を誇張して言う傾向が見られる。とはいえ、膨大な実験をこなすためには時間と金が膨大に必要なのは間違いなかった。

「一万匹のマウスを瞬く間に使い切ってしまった。銀の皿に載った研究費を渡されたとしても、この調子ではいったいどこまでやればゴールに行き着くのかおぼつかなかった」

越えられない壁

プルシナーは比較的潜伏期が短い（それでも約二ヵ月）ハムスターを実験動物に使って精製を開始した。しかしその作業は困難を極めた。その大きな原因の一つは、病原体を含むと考えられる感染分画が特異的に濃縮できないということだった。

超遠心分離を行うと感染力価の多くは沈澱分画で検出されるが、無視できない量が上清（上澄み液）にも存在する。サンプルをクロマトグラフィーという操作にかけると、その中に含まれる分子の大きさや電気的性質の違いによって分別することができる。いろいろなクロマトグラフィーを試してみたが、病原性はあちこちの分画に見つかり、一つの分画に集めることができない。集めては分け、また集めては分けていって純度を上げていくのが精製の基本である。このままではいっこうに病原体は純化できない。

もう一つの問題点はバイオアッセイのぶれだった。感染力価を検定するバイオアッセイは、先に説明したとおり、一〇倍刻み以下の精度を持ち得ない。そのため、操作の前後で病原体が一〇倍以上濃縮されない限り、バイオアッセイで精製の成果を確かめることができないのである。これもまた効率のよい精製を行うことを阻んだ。それでも、プルシナーらは努力を重ね、脳に含まれる他の物質を取り除き、病原体の濃度を数十倍程度まで高めることができた（とはいえ、これもバイオアッセイで計測してみると、その病原性は、希釈系列にして一か二増えただけである）。

一九七八年、成果が出ないことに対してＮＩＨは研究組織の見直しを迫ってきた。プルシナーは、ロッキーマウンテン研究所と袂（たもと）を分かって独立して研究を進めることになった。

プリオンタンパク質

そんなとき、プルシナーらは、スクレイピー感染脳と正常脳に含まれるタンパク質の違いを調べていて興味深いことに気づいた。

界面活性剤を使って凝集タンパク質をほぐし、ある種のタンパク質消化酵素（プロティナーゼK）で処理すると、病気のサンプルにだけ分子量五万程度の特別のタンパク質が見つかったのである。これが後になってプリオンタンパク質と名づけられた分子だった。おそらく、この時点で、プルシナーの頭の中ですべての断片的情報が一瞬にして統合されたのだろう。そして次の瞬間には、彼はこう確信したのではなかったか。病原体は核酸を持たない特異的なタンパク質のはずである。今、ここに見えているこのタンパク質こそがまさにそれなのだ、と。プルシナーは、この特異的なタンパク質を含む病原体をプリオンと名付け、前述したように、一九八二年にサンフランシスコ・クロニクル紙とサイエンス誌に大々的に発表した。続いて、彼は、二年かけて、このタンパク質を精製し、そのアミノ酸配列を決定した（一九八四年）。これまで誰も知らなかった新規の配列を持ったタンパク質だった。彼はこれをプリオンタンパク質と命名した。

プルシナーは最初、プリオンタンパク質が〝外来〟のタンパク質であると考えていたようだ。まさに、細菌やウイルスと同様、外界から宿主に乗り移ってくる。スポンジ状脳症の場合は、食べ物の中に潜んでやってくる。宿主に侵入したプリオンタンパク質は増殖を開始する。しかし、タンパク質それ自身が自律的に増殖するメカニズムはこれまでに発見されていない。タンパク質の合成には必ず、DNAの情報が必要で、それがRNAに転写（コピー）され、タンパク質に翻訳される。これが生命におけるセントラルドグマであり、これまでにその法則を外れる現象は見つかっていない。タンパク質だけからなるプリオンが自律的に増えるなら、これはセントラルドグマに真っ向から対立するものである。

もしこれが本当なら、まさにノーベル賞ものである。プルシナーはこのとき、プリオンタンパク質がその配列情報を逆にＲＮＡに流し、それが鋳型となって再びタンパク質の合成につながるという「逆翻訳」による増殖モデルまで考案していた。

しかしその絵空事は、まもなくはかなくも崩れた。プリオンタンパク質の遺伝子が探索され、それは病気の動物のみならず健康な動物にもまったく変わらずに存在することが判明したのである。プリオン説の形勢は一挙に不利になった。反対者たちはそれ見たことかと一斉に攻撃を開始した。健康な生物に存在しているタンパク質が、いったいどうして病原体になりうるのか、と。ちょうどこの頃、プルシナーの強引で唯我独尊的な研究姿勢が、ノーベル賞欲しさの売名行為であるとする悪意に満ちたゴシップ記事が書かれるなど、一時、プルシナーは窮地に陥った。

窮地から誕生したプリオン説

プルシナーは、さんざん頭を悩ませた結果、ある一つのアイデアをひねり出してきた。プリオンタンパク質には健康体に存在する正常型と、その構造が変形した異常型が存在する、というモデルであった。病気があるところに異常型がある。この異常型プリオンタンパク質に感染性があり、正常型が異常型にさらされると構造変化が生じ、異常型となる。これが連鎖反応的に進行してスポンジ状脳症をもたらす。これは他でもない、グリフィスが二〇年以上前に思考実験によって示した仮説（65ページ、図3-3下）とほとんど同じである（**図3-5**）。うがった見方をすれば、プルシナーはそれを借用してきただけともいえる。

ただし、グリフィスと違う点は、プルシナーが実際にその候補として異常型プリオンタンパク質という実体を病気の脳から取り出してきたことである。

プルシナーは、次のように伝達性スポンジ状脳症を説明する。プリオンタンパク質には正常型と異常型が存在し、異常型のほうに感染性がある。正常型プリオンタンパク質はヒトを含む健康な動物ならみな体内に持っている。正常型プリオンタンパク質と異常型プリオンタンパク質の差は、その立体構造の違いにある。正常型が〝捩(ね)じ曲がって〟異常型になると、水に溶けにくくなり、またプロテイナーゼK（タンパク質分解酵素）によって消化されにくくなる。異常型同士がくっつきあって凝集体を作る。これが脳に蓄積する。異常型が正常型と結合して相互作用を起こすと、異常型が〝鋳型〟の役割を果たして、正常型を異常型に変換する。これが連鎖反応的に進む。外部から侵入した異常型が、体内の正常型を次々と構造変化させ、脳内に異常型が増加し、これがある臨界点を超えると、神経細胞に害作用を与え、病気が発症する、とする。

プルシナーが唱えたプリオン説の最大のポイントはグリフィスのモデルではあくまで空想にとどまっていた異常型と正常型という区別を、タンパク質消化酵素（プロテイナーゼK）による消化されやすさで峻別できることを示した点である。

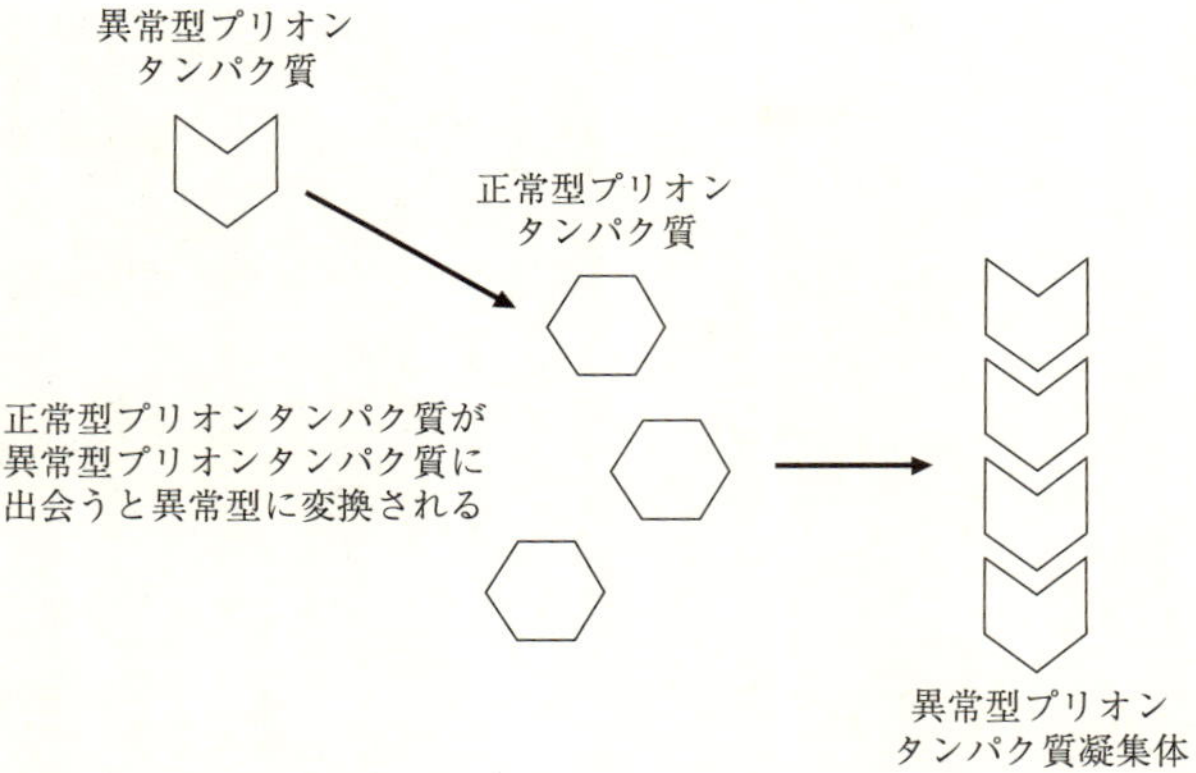

図3−5　プリオン説のメカニズム

苦し紛れの説のようにも見えたが、タンパク質の構造変換に基づくプリオン説は、スポンジ状脳症をめぐる現象を非常にうまく説明した。病気の脳には、異常型プリオンタンパク質以外に、病原体の候補としてウイルスも細菌も見つからないこと、免疫反応が起こらないこと（自分自身のタンパク質が原因なら抗体産生は起こらないはずである）、脳や脾臓などスクレイピー病における感染性の高い組織には異常型プリオンタンパク質が多く蓄積していること、などである。

この後は文字通りプルシナーの独壇場となった。疾風怒濤のごとく、プリオン説を強化するデータを発表し、またそれにともなってプリオン説を支持する知見が次々と集まり出した。そして、本書の冒頭で述べたとおり、一九九四年にはノーベル賞の前哨戦といわれるラスカー賞を勝ち取った。ついには、一九九七年、プルシナーは念願のノーベル賞を手中

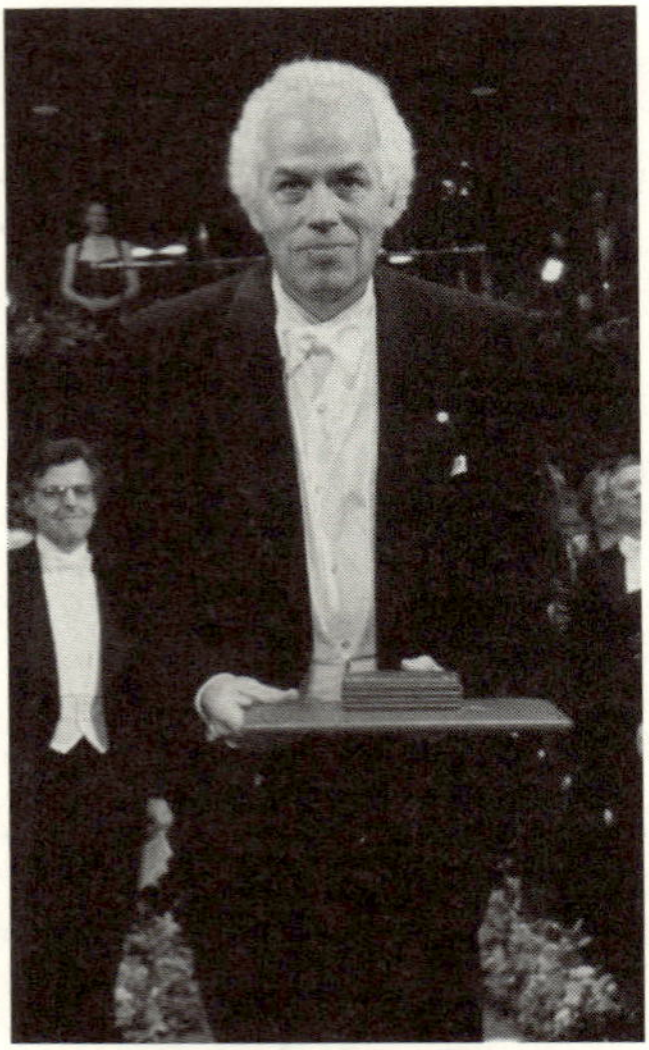

ノーベル賞授賞式でのプルシナー（AP／WWP）

にしたのである。

ここで用語の問題について一言触れておきたい。先に、病原体プリオン＝異常型プリオンタンパク質という定義が通用していると述べたが、正確にいうとプリオンとプリオンタンパク質とは違う、という点である。これを混用すると、ただでさえ謎の多いプリオン説がますます混乱したものとなる。プリオンとは、仮想的な病原体の名称である。エイズウイルスに異常だとか正常だとかがないように、プリオンにも異常プリオンとか正常プリオンはない。プリオンはプリオンである。

だから「狂牛病の病原体はプリオンだと考えられている」という言い方はできるが、「狂牛病の病原体は、異常プリオンだ」という言い方は誤りである。異常型と正常型があるのは、プリオンタンパク質のほうである。プリオンの主要な（あるいは唯一の）構成成分だとされるのが、異常型プリオンタンパク質である。異常型プリオンタンパク質は、健康な状態の細胞表面に存在する正常型プリオンタンパク質が変性してできたものである。

このように、プリオン、プリオンタンパク質、正常型プリオンタンパク質、異常型プリオンタンパク質の関係は大変分かりにくい。これも、プリオンという名前が、タンパク質ともウイルスともとれる仮想的な病原体として、プルシナーによってまず提唱され、その後、病原体の実体ともいうべきタンパク質が精製され、その後に異常型、正常型という分類がなされたことに起因している。もし、彼が最初から病原体がタンパク質そのものであることを確信していたとしたらタンパク性の感染粒子＝プリオンというつかみどころのない言葉も誕生しなかったかもしれない。

第4章

プリオン説を強力に支持する証拠

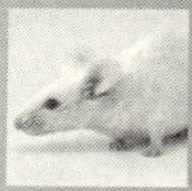

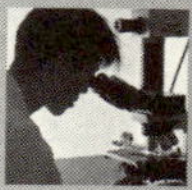

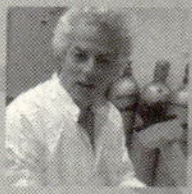

プリオン説は、伝達性スポンジ状脳症、すなわちプリオン病のメカニズムを説明する現在もっとも有力な仮説である。プリオン病が普通の感染症とは異なり、これまで知られているウイルスなどとはまったく異なった特徴を持つ〝非定常的〟な病原体によって媒介されているに違いない、そう考えられるに至った背景には、これまで見てきたようないくつかの際立った性質があるからである。それを今一度、整理しておこう。病原体に関する仮説はこの特徴を説明できるものである必要があるからだ。

プリオン病原体の性質

一、放射線照射実験から推計されたゲノムサイズは既知のウイルスよりずっと小さい
二、放射線、熱、殺菌剤などに対して強い抵抗性を示す
三、核酸分解酵素の処理によっても病原体を不活性化することができない
四、感染後、免疫反応が確認できない

プリオン説は謎をどのように説明するのか

プルシナーのプリオン説は、病原体の本体を異常型プリオンタンパク質そのものであると考える。核酸を含まない新規病原体である。そのように考えた場合、前述の特徴は次のように説明できる。病原体は分子量五万程度のタンパク質分子なので、通常の細菌やウイルスよりもずっと小さいのは当然である。放射線照射実験による、通常のウイルスよりも際立って小さいとする結果とも一致する（**図4-1**）。

タンパク質は一般的にゲノムを構成する核酸よりも小さいので、放射線によるダメージを受けにくい。タンパク質の分子量は、だいたい数万から十数万の範囲に収まる。核酸は小さなプラスミドですら分子量は二〇〇万を超える。ウイルスや細菌、そして細胞はそれよりもずっと大きい

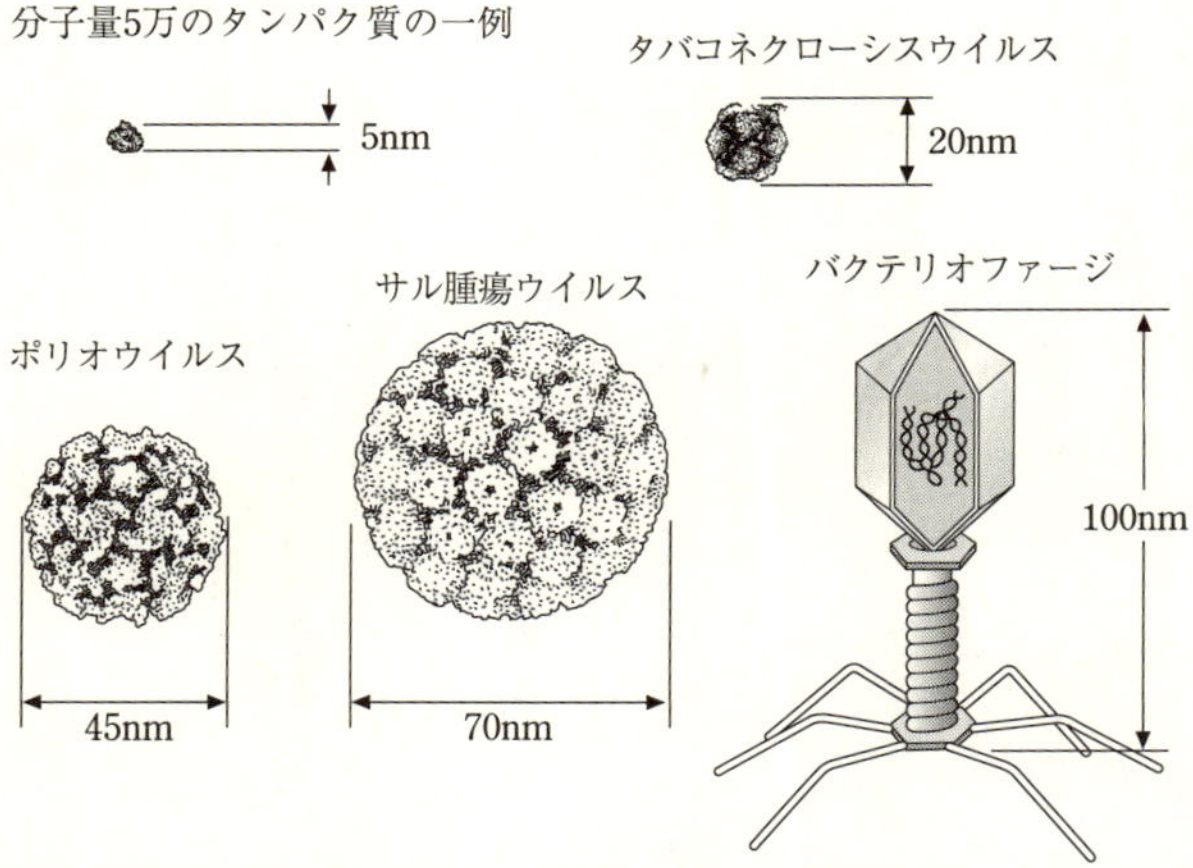

図4－1　ウイルスとタンパク質の大きさの比較

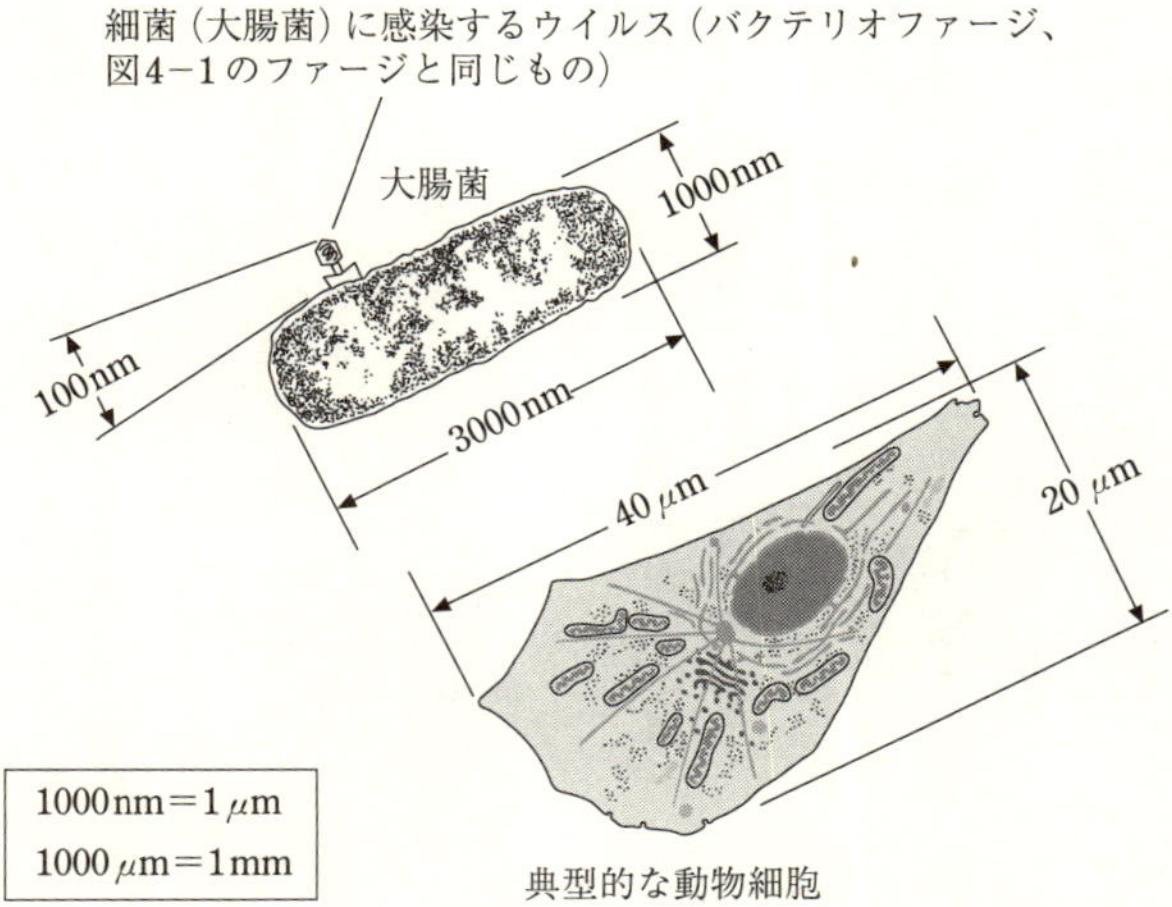

図4－2　動物細胞、ウイルス、細菌の大きさの比較

（図4-2）。

異常型プリオンタンパク質は凝集体を形成するので、その内部まで殺菌剤や酵素が達しにくく、その分、それらの干渉に対して抵抗性を示す。凝集体はタンパク質の変性の結果形成されるものだから、熱を加えてもタンパク質の変性はそれ以上進行しない。

これまで行われた不活性化実験の多くは、スクレイピー病原体をウイルスだと考えて行われたもので、核酸を破壊する操作を試し、あまり効果がないという結果しか得られなかった。たとえば核酸分解酵素処理がそうである。この酵素をいくら作用させてもタンパク質は分解されない。プリオン説が主張するように病原体がタンパク質なら、これらが効力を発揮しないのは当然である。そして、異常型プリオンタンパク質はもともと宿主が持っていた自己タンパク質である。自己タンパク質に対して、免疫反応や炎症反応が起こらないのはこれまた当然である。スクレイピー病に代表される伝達性スポンジ状脳症の謎を、プリオン説はこのように説明しうる。

プリオン説を強力に支持する証拠

プリオン説の核心部分は、プリオン病の病原体は異常型プリオンタンパク質そのものである、というタンパク質単独犯行説（protein-only hypothesis）である。一九八〇年代前半、プリオン説登場の当初は、病原体プリオンの〝唯一もしくは主要な成分〟が異常型プリオンタンパク質である、と慎重な姿勢を見せていたが、病原体として核酸成分がまったく見つからないことから、今では、プリオン＝異常型プリオンタンパク質、というのがプリオン説の一般的な解釈である。

その第一の論拠とされるのが、病気のあるところに、異常型プリオンタンパク質が存在する、という点だ。確かに、プリオン病にかかった動物の脳からは、異常型プリオンタンパク質が検出される。しかし、このことだけからすぐに、異常型プリオンタンパク質自体が、病気の原因であると結論できないことは明らかである。病巣に〝必ず〟異常型プリオンタンパク質があることが必要だし、そのうえで、どちらが原因でどちらが結果なのか、つまり時間的な因果関係が決定されなければならない。病原体に感染して、病気になった結果、その症状として異常型プリオンタンパク質が生じた可能性を排除しなければならない。

もっとも決定的な証明方法は、純粋に精製された異常型プリオンタンパク質か、あるいは人工的に試験管内で正常型から作り出された（つまり病巣由来の混入物を排除した）異常型プリオンタンパク質を、健康な実験動物に投与して、プリオン病を発症させることである。それが証明されないと、異常型プリオンタンパク質そのものに病原性があることの証明にはならない。そうでないと、病巣から取り出したサンプル中に混入している別の因子（たとえばごく微量、細菌やウイルスが含まれているかもしれない）が病気をもたらしているという可能性を、いつまでたっても完全に排除することにはならないからである。残念ながら、この〝最終実験〟にはいまだに誰も成功していない（プルシナーは二〇〇四年、これに成功したと発表したが、なお不完全な実験だった。この点は後に検討する）。

そこで、さまざまな状況証拠的な形で、病原体＝異常型プリオンタンパク質、を示すデータが蓄積されることになった。

そのうち特に有力な証拠となったのが、精製を行うと、異常型プリオンタンパク質と感染性（病原性）とが同じ分画に見出される、ということと、両者が同じ振る舞いをする、つまりタンパク質分解酵素で処理すると、異常型プリオンタンパク質の減少と感染性の減少が同程度に進む、ということだった。

正常型プリオンタンパク質は、プロテイナーゼKというタンパク質分解酵素に速やかに分解されるが、異常型は分解されない、と解説されることが多いがこれは正確ではない。異常型プリオンタンパク質は、正常型に比べ、プロテイナーゼKによって分解されにくいだけであって分解されないことはない。長時間作用させると、異常型プリオンタンパク質もプロテイナーゼKによって徐々に分解されていく。以下の実験はこの事実を利用したものだ。

図4-3を見ていただきたい。これは、プルシナーが一九八三年に有名な『セル』という学術雑誌に発表した論文から転載したものである。病気の動物（スクレイピー羊の脳を注射されたハムスター）からとってきた脳サンプルに、プロテイナーゼKを作用させ、時間を追ってサンプリングし、そこに含まれる異常型プリオンタンパク質の量[*1]（▲と■印）と感染性[*2]（△と□印）の測定を行って、両者のタイムコース（時間軸にそって起こる変化の度合い）をグラフ化したものだ。

縦軸右側に、異常型プリオンタンパク質量の目盛り、縦軸左側に、感染性の目盛りがとってあ

●プロティナーゼKを低濃度で使ったとき（100μg/ml）

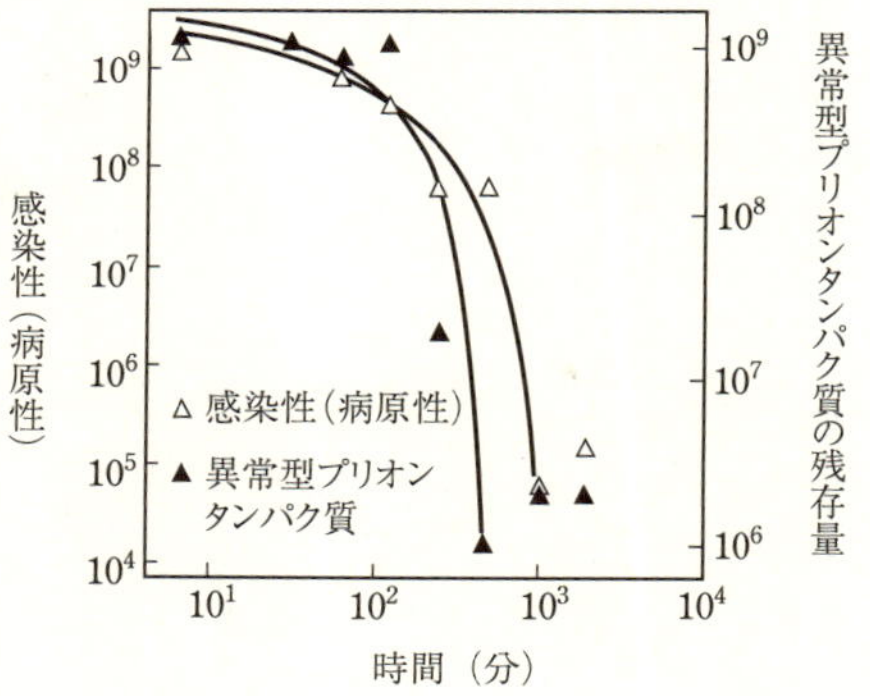

●プロティナーゼKを高濃度（上の5倍）で使ったとき

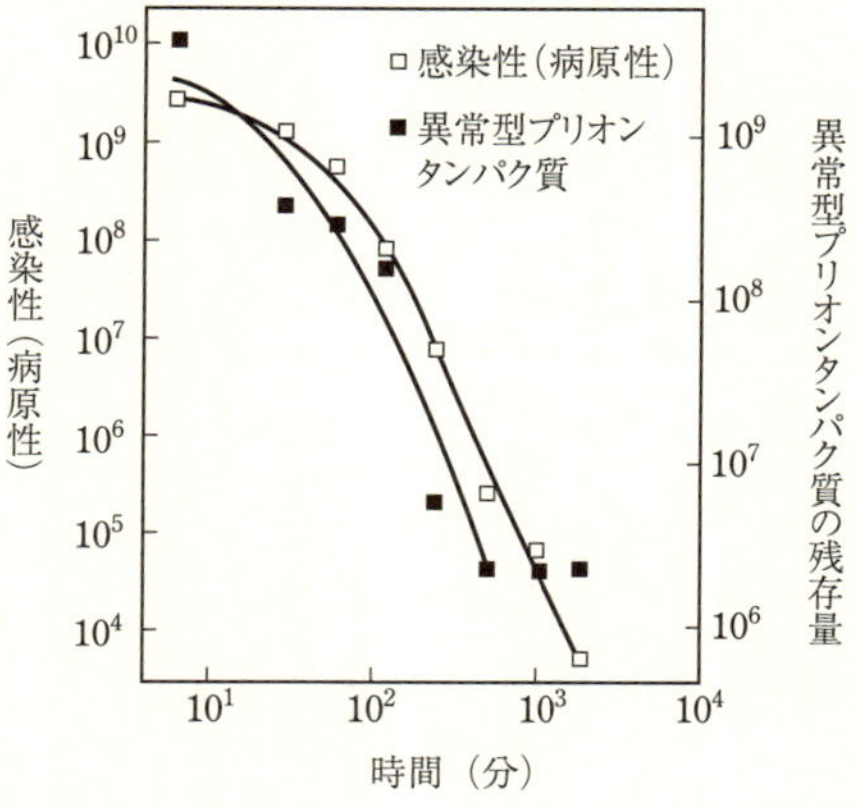

図4－3　病原サンプルをプロティナーゼKで処理したときの感染性（病原性）と異常型プリオンタンパク質量（プルシナーが発表したグラフをもとに作成したもの）

る。横軸は時間経過だ。対数で取ってあるので大変見にくいが、一〇の二乗分というのは、一〇〇分、つまりプロティナーゼKで、二時間弱処理したという意味である。

図4-3を見ると、両者の変化を表す曲線はほぼ重なっている。つまり、異常型プリオンタンパク質が減少するにつれ、感染性（病原性）も減少しており、両者の変化速度（カイネティックスという）はほぼ一致している。これは、異常型プリオンタンパク質＝病原体であることを示す強力な証拠であるとプルシナーは主張する。

この他、プルシナーは、精製を行うと、異常型プリオンタンパク質と感染性とが同じ分画に見出されることを示す多数の実験例、異常型プリオンタンパク質の濃度と感染性の強さとが比例すること、異常型プリオンタンパク質に対する抗体（他の動物に注射すると抗体を作製できる）を用いて精製を行う（イミュノアフィニティクロマトグラフィーを使用）と感染性が濃縮されること、異常型プリオンタンパク質に対する抗体で感染サンプルを処理すると感染性が減少することなどのデータを挙げて、自説が正しいことの根拠としている。

唯一の明確な生化学的診断基準

プルシナーによる異常型プリオンタンパク質の発見は、伝達性スポンジ状脳症のマーカーとして唯一の明確な生化学的診断法に道を開いた。この点は、どれだけ高く評価されてもされすぎということはないはずである。プルシナーのノーベル賞受賞に際して、まだ謎が完全に解明されたわけではないから時期尚早との異論が何人かのウイルス学者から出たが、彼らもこの功績には同意するはずである。

伝達性スポンジ状脳症は、外見的な症状だけからは他の神経疾患と区別しにくいことが多い。また症状が顕在化する以前の、潜伏期にある感染動物を事前に検出する方法はなかった。これが、脳内の異常型プリオンタンパク質蓄積を調べることによって可能となったのである。日本においては全頭検査体制によって本稿執筆の時点で二〇例の狂牛病を発見したが、これらはすべて発症前の牛の脳をこの方法でスクリーニングした結果、見つけ出されたものである（第一症例だけは、異常行動を示したので検査され発見された）。

異常型プリオンタンパク質は、正常型プリオンタンパク質の立体構造が変化して水に溶けにくくなり、プロテイナーゼKというタンパク質分解酵素による消化を受けにくくなった変性タンパク質である。正常型と異常型のプリオンタンパク質を区別する唯一の生化学的方法は、プロテイナーゼKによって消化されにくい、という点である。現在、狂牛病感染の検出に使われているエ

＊1異常型プリオンタンパク質の量は、ウエスタンブロット法を用いて計測した。これは、抗原抗体反応を利用して、特定のタンパク質の存在量を測る生化学的手法である。マウスのプリオンタンパク質を、マウス以外の動物、たとえばウサギに注射すると、ウサギの免疫系はこれを異種タンパク質と認識し血液中にプリオンタンパク質と特異的に結合する抗体を作り出す。これをウサギから取り出して異常型プリオンタンパク質の量を測定する。

＊2感染性は、病原体を健康な動物に注射するバイオアッセイによって定量した。バイオアッセイについては75ページを参照してほしい。

ライザ法（あるいは二次検査で使用されるウエスタンブロット検査も原理は同じ）では、牛の脳サンプルをとってきてそれを細かく砕いて乳状にして均一化した（ホモジネートという）後、一定濃度のプロテイナーゼKで、一定温度下、一定時間処理を行う。正常型プリオンタンパク質はこの条件で完全に消化されるが、異常型プリオンタンパク質は残存するので、これを抗原抗体反応（95ページ＊1参照）によって検出する。

時間はかかるが異常型プリオンタンパク質もプロテイナーゼKによって徐々に消化される。したがって、規定よりも強い条件で処理すると、異常型プリオンタンパク質も消化されてしまう。このような場合は、〝偽陰性〟となり感染の見逃しにつながる。逆に、規定よりも緩い条件で処理すると、正常型プリオンタンパク質が消化されずに残存し、〝偽陽性〟となる。陽性の場合は、精密な二次試験（ウエスタンブロット法）によってチェックされ、偽陽性もここで判別できる。

このように、正常型と異常型のプロテイナーゼKに対する感受性は程度の問題なので、究極的には、正常型と異常型との立体構造の差異を明確に見分けることができる抗体の作製が望まれているが、まだ実用化できていない。さて、では、もとの正常型プリオンタンパク質とはいったい何物なのだろうか。私たちの遺伝子にコードされ、細胞で発現している以上、何らかの生物学的機能を有しているはずである。正常型プリオンタンパク質とはどのような分子で、その機能とは何かについて、現在わかっていることに触れておきたい。

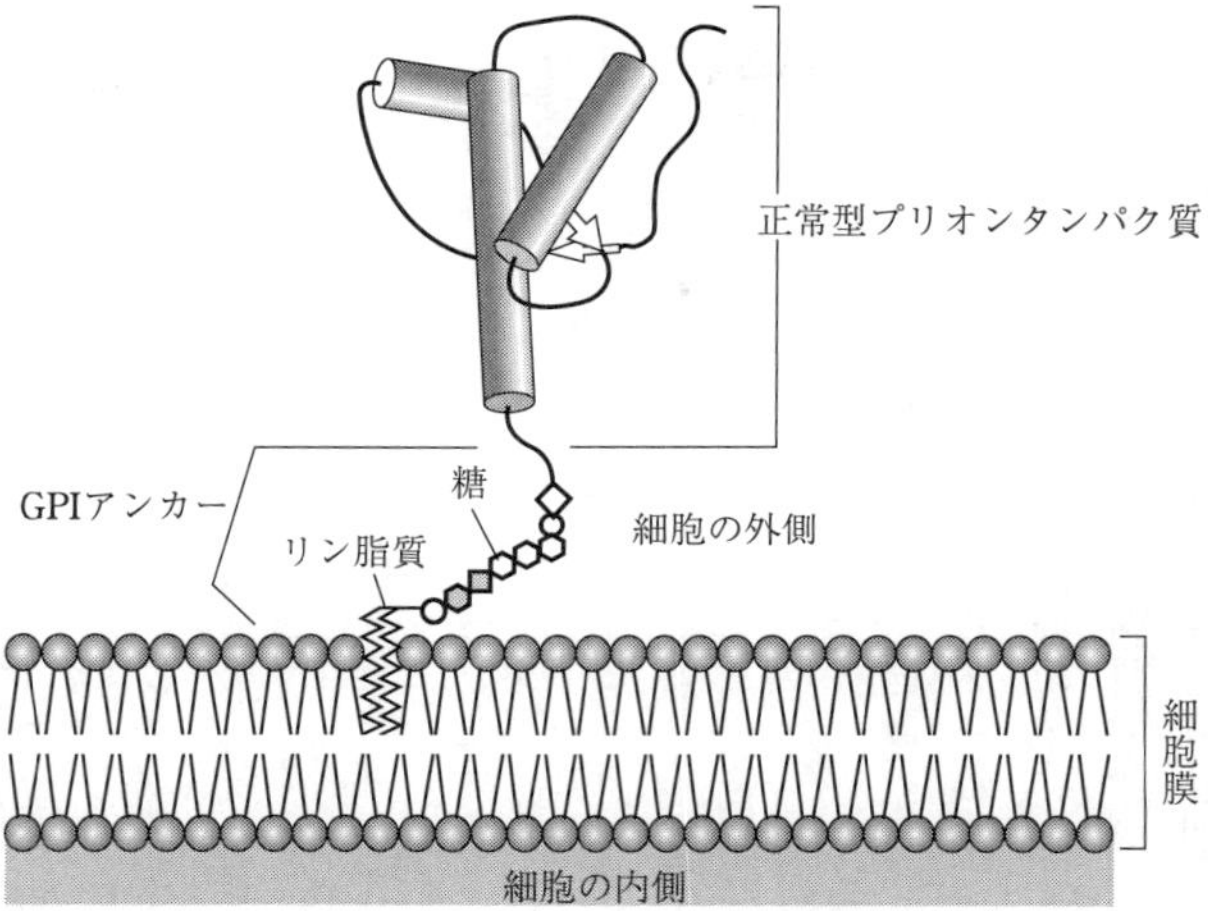

正常型プリオンタンパク質はGPIアンカー（糖とリン脂質からなる）という錨で細胞膜につなぎとめられている。

図4−4　正常型プリオンタンパク質の模式図

GPIアンカー型タンパク質

図4-4は、正常型プリオンタンパク質を模式的に示したものである。正常型プリオンタンパク質は、GPIアンカーと呼ばれる特殊な糖脂質による尻尾を持っており、それが細胞膜に錨が突き刺さる形で、細胞表面に繋留されている。この結果、タンパク質自体は細胞の外側を向くことになる。つまり、正常型プリオンタンパク質は細胞の外側で何らかの役割を果たす分子であろうことが推測される。タンパク質部分はアミノ酸が約二三〇個連結してできており（動物種によって若干の差がある）、二箇所に糖鎖が結合する糖タンパク質でもある。糖鎖を含んだ分子量はおよそ三万四〇〇〇である（プルシナーが最初に推定した約五万という

数値には若干の誤差がある)。プリオンタンパク質のアミノ酸配列は独自のもので、このタンパク質に類似したものは他には見つかっていない。

一方、これまでに、GPIアンカー型タンパク質の仲間は多数発見されている。私も、もともとプリオンタンパク質とは別の、あるGPIアンカー型タンパク質を発見し(GP2という分子である)、それを研究する過程で、同じ仲間であるプリオンタンパク質にも興味を持ったのである。ここでは、GPIアンカー型タンパク質に共通の性質を概観し、正常型プリオンタンパク質本来の機能を推測してみよう。

細胞膜に突き刺さっているタンパク質を膜タンパク質という。ホルモンのレセプターやイオンのチャネル、糖の輸送体(トランスポーター)などはみな、膜タンパク質である。一般にタンパク質は細胞膜を構成するリン脂質との相性が悪い。というのもタンパク質の多くは脂質(油)よりも水となじみやすいからである。そこで、膜タンパク質が細胞膜に突き刺さる部分は、できるだけ水よりも脂質になじみやすい〝疎水性〟のアミノ酸配列からなる部位が使われている。それでも所詮、脂質は脂質、アミノ酸はアミノ酸なので、完全にしっくりなじむとはいいがたい。

この点が、GPIアンカー型タンパク質では際立って異なっている。GPIアンカー型タンパク質も膜タンパク質の一種に分類されてはいるが、細胞膜に突き刺さっている尻尾の部分は細胞膜と同じ化学成分であるリン脂質である。このことが、通常の膜タンパク質と比較すると、GPIアンカー型タンパク質に、特別に有利な性質を付与することになる。それは細胞膜上の移動速度だ。

リン脂質でできている細胞膜の中を、タンパク質が動き回ることはそう簡単ではない。摩擦が生じ、早く動くことは難しい。しかし、同じリン脂質でできているＧＰＩアンカーが動き回ることはきわめて容易である。なんといっても脂質と脂質である。ＧＰＩアンカー型タンパク質は、通常の膜タンパク質に比べて約一〇倍のスピードで動けるといわれている。したがって、ＧＰＩアンカー型タンパク質は、細胞表面をすばやく動いて、わずかな量しか細胞外から届かないホルモンを捕捉したり（レセプターなど）、細胞表面の特定の場所に離合集散したり（このような場所をラフトと呼び、細胞間の情報伝達の領域となる）、あるいは細胞膜をくびれさせて物質の出し入れに関与したり（これをエキソサイトーシスやエンドサイトーシスという。私が発見したＧＰ２もこのプロセスに関与している）するのに向いている分子なのである。

このことから考えると、同じＧＰＩアンカー型分子であるプリオンタンパク質も、脳やリンパ球の細胞表面に存在して、何らかの情報伝達や細胞膜動態に関与している可能性が高い。

ノックアウト実験――決定的証拠

機能のわからないタンパク質がいったいどのような働きをしているかを調べるための、ある決定的な方法がある。それがノックアウト実験だ。遺伝子操作技術を用いて、そのタンパク質をコードする遺伝子だけを破壊する。

ゲノムに、そのような操作を施したES細胞*から、マウス個体を作り出す、できたマウスは、そのタンパク質が作れなくなっている（ノックアウトされている）。マウスを調べて、何らかの異常があれば、その異常は、そのタンパク質が存在しないために発生していると考えられる。逆に、当該タンパク質は、本来、そのような異常が起こらないような働きをしていることになる。たとえば、脳で発現しているタンパク質Aの遺伝子をノックアウトしたマウスが、学習行動に異常をきたせば、そのタンパク質Aは、マウスの学習メカニズムに重要な寄与を果たしていると推察できる。

しかし、この方法には重大な落とし穴が二つある。一つは、ノックアウトしようとする遺伝子が、マウスの生存（あるいは発生）に重要であればあるほど、それをノックアウトしてしまうと、そのようなマウス自体がちゃんと生まれてこない可能性が大となる。これをリーサル（致死性）という。つまり、ノックアウトしてリーサルとなる遺伝子は、非常に重要なことだけは判明するが、どのように重要かの手がかりを得ることができなくなる。

もう一つの陥穽（かんせい）は、生命にはさまざまなバックアップシステムがあるという点だ。本来、ある時点で働かねばならないタンパク質が、ノックアウトによって存在しなければ、生命は、別のタンパク質を流用するか、あるいは代償的な経路を働かせて、その欠落を埋めるように作用するのが普通である。したがって、せっかく作製したノックアウトマウスに、一見、異常が認められないことが多々ある。

プリオンタンパク質の機能を調べようとして作製されたプリオンタンパク質ノックアウトマウ

スも、まさにこの例に当てはまった。ノックアウトマウスは正常に発生し、誕生した。その後の生育にも、行動にも、あるいは生化学的にも特段の異常を認めることができなかった。バックアップシステムによって、プリオンタンパク質（この場合はもちろん正常型である）の欠落は補われてしまい、その本来的な機能を知ろうとした目論見は頓挫することになった。

プリオン説によるノックアウト実験の解釈

ところが、このプリオンタンパク質ノックアウトマウスには、重大な特徴があったのだ。病原サンプルを注射しても、病気にならないのである。実は、この事実こそが、現在のプリオン説をもっとも強力に支持する材料となっているのである。プリオン説では、病原サンプル、つまり異常型プリオンタンパク質は、新しい宿主に侵入すると、宿主が持っている正常型プリオンタンパク質を異常型に変えることによって病気が進展し、この連鎖反応が進んで、異常型の蓄積量が臨界点を超えると異常が発症する、と考える。しかし、もし、宿主側に、正常型プリオンタンパク質が存在しなければ、たとえ異常型が侵入してきても、このプロセスは進行しないはずである。接種された外来性の異常型プリオンタンパク質だけでは量的に神経細胞を障害するには至らない。プリオンタンパク質ノックアウトマウスが病気にならないのは、まさにそのように説明でき

＊胚性幹細胞のことで、多様な臓器や組織に分化する潜在能力を宿した細胞。シャーレの中で培養することができるので遺伝子操作を施しやすい。クローン技術や再生医療の切り札とされているが、遺伝子操作動物の作製においてもなくてはならないツールである。

る。これは、プリオン説にとって決定的な実験事実となった。

プリオンタンパク質ノックアウトマウスは、スイスのチャールズ・ワイスマンのグループがプルシナーに協力する形で作り出した。つまり、プルシナーのプリオン説を強力にバックアップしたのである。それどころか、ワイスマンはプリオン説を決定づけたのは自分だと思ったことだろう。一九九七年、プルシナーがノーベル賞を単独受賞したとき、なぜその分け前が自分にもたらされないのかと大いに落胆したらしい(ちなみに、ワイスマンはインターフェロンの研究者でもあり、たびたびノーベル賞候補になっているが受賞はいまだに実現していない)。

コラム　アタキシアの謎

議論が複雑になるため、本文では詳述を避けたが、長崎大学の片峰グループが独自に作製したプリオンタンパク質ノックアウトマウスは、スイスのワイスマングループのそれとは異なる様相を示した。このノックアウトマウスは寿命が尽きようとする頃になって(マウスの平均寿命は約二年である)、アタキシアと呼ばれる症状を現したのである。アタキシアとは、運動失調のことで、歩行の乱れや平衡に変調をきたす。これはちょうどプリオン病にかかったときと非常に似た症状といえる。そこで次のような解釈がなされた。正常型プリオンタンパク質はそれがもし存在しない場合、発生や成長時には影響を及ぼさないが、寿命の後半になるとその欠落による影響が顕在化してくる。症状から考えると運動の調節に関わっているものだろう。プリオン病にかかった場合も、正常プリオンタンパク質が変性して徐々にその機能が失われていくため、アタキシアの症状が出るのではないか。

このような新事実が明らかになったので、ワイスマンらも自分たちのノックアウトマウスをもう一度詳しく調べてみた。しかし、彼らのマウスは寿命が尽きるまで観察を続けてもアタキシアが現れない。

実は、その後、さらに詳しい解析が行われ、長崎大の片峰グループのノックアウトマウスと、スイスのワイスマングループのノックアウトマウスとでは、遺伝子の操作法に違いがあることがわかった。片峰グループのノックアウトマウスでは、プリオンタンパク質遺伝子をノックアウトする際に切り取り残した微小な部分（プロモーターの一部）*が、ずっと下流の別の遺伝子を活性化していることが判明したのである。この遺伝子は、プリオンタンパク質に似ているが異なるタンパク質をコードしており、ドッペル（影武者）と呼ばれることになった。プリオンタンパク質がノックアウトされるかわりに、普段は働いていないドッペルが活性化され、その結果、アタキシアが生じる。ドッペルの役割や機能については未解明である。

ドッペルがコードするタンパク質は、正常型プリオンタンパク質と似ていることは似ているが、大きさはその三分の二しかない。頭の部分三分の一（N末端側領域）が欠けているのである。正常型プリオンタンパク質を欠失したノックアウトマウスは、前述のとおり何の異常もなく生存

＊ＤＮＡの塩基配列のうち、m-ＲＮＡ合成を触媒する酵素に転写の開始を指令する部分

する。おそらく何らかのバックアップシステムが作動したせいであろう。さらに、（ドッペルと同じように）N末端側領域をアミノ酸数にして一二一残基分欠いたプリオンタンパク質を発現する遺伝子操作マウスを作ったところ、なんと長崎大が作ったマウスとちょうど同じように（つまりドッペルが発現したマウスと同様に）アタキシア症状が現れたのである。

これはどのように解釈したらよいのか。おそらく、正常型プリオンタンパク質のN末端側領域に、重要な生物学的機能を担う部位がある。それを欠損したタンパク質（ドッペルもしくはN末端欠損プリオンタンパク質）が存在すると、それは本来のプリオンタンパク質の機能（またはそれを補うように作動したバックアップ機能）に干渉するように働くのではないか、と推定される。ちょうど悪貨が良貨を駆逐するように。このような現象をドミナント・ネガティブ効果と呼ぶ。

アルツハイマー病では、変性して凝集したアルツハイマータンパク質断片自体に毒性があり、それによって神経細胞が死滅するとの仮説がある。伝達性スポンジ状脳症の場合は、アルツハイマー病とは異なり、脳内に蓄積する異常型プリオンタンパク質凝集体自体に毒性があることを示すデータは得られていない。正常型が異常型に変化するプロセスで引き起こされる何かが、神経細胞死の原因となっているのであろう。それはドミナント・ネガティブ効果かもしれないし、正常型自体が持っていた機能の欠損かもしれない。正常型プリオンタンパク質のノックアウトでは、発生初期からバックアップシステムが立ち上がり欠落を補うことができるが、成体になってから病気によって正常型プリオンタンパク質が失われると、それを補うことが困難になるのかもしれない。いずれにしても病原体の正体とともに、病気の進行メカニズムは、伝達性スポンジ状脳症の大きな謎である。

家族性ヤコブ病の存在は、プリオン説を支持している

ヤコブ病が多発する家系が見つかっている。その家族の祖先の家系図をたどると奇妙な神経症状を発した病歴の記録があり、現在の家族内にも同じ症状を示す患者がいる。詳しく調べた結果、ヤコブ病と診断された。家系内のヤコブ病の発生は、自然に生じると考えられる頻度よりも明らかに高い。これが家族性ヤコブ病である。何らかの遺伝的な背景がありそうだ。

プルシナーは、プリオン説が正しいとする根拠として、プリオンタンパク質をコードする遺伝子上に発見されたアミノ酸の点突然変異と家族性ヤコブ病との間に、遺伝的な関連が証明されたことを挙げている。以下、この点について背景を説明しながら見ていこう。

点突然変異とは、遺伝子上に生じるコピーミスが原因で、タンパク質を構成するアミノ酸が一つ入れ替わってしまう現象をいう。生物は、世代が交代するたびにＤＮＡを複製（コピー）するが、遺伝子の一文字（一塩基）が入れ替わることが稀にある。これによって遺伝暗号（コドン）が変化し、違うアミノ酸が指定されてしまうことがある。ミスがタンパク質の機能にさほど影響を及ぼさないことも多いが、ほんの些細（ささい）なアミノ酸置換が、機能に重大な影響を及ぼすこともある。プルシナーは、ヤコブ病にも、この突然変異が原因で発症する家族性ヤコブ病が存在すると主張する。

さて、プリオン病を理解するうえで混乱をもたらす大きな理由として、この病気には複数の原因があるように見えることが挙げられる。すなわち、自然発生的に生じるケース、遺伝的素因によって発症するケース、そして感染によって発生するケースである。ヒトのヤコブ病の場合、それらは孤発性、遺伝性（家族性）、感染性ヤコブ病と呼ばれる。感染性ヤコブ病はさらに、感染源が医療機器や薬剤だったケースを医原性、狂牛病汚染肉に由来すると考えられるケースを変異型ヤコブ病と呼んでいる。

病原体が潜んでいた汚染源との接触が原因で、伝染、発症すると考えられる感染性ヤコブ病はたやすく理解できる。しかし同じ病気がなぜ、自然発生的（孤発性）に起こったり、あるいは特定の家系に多発したり（遺伝性）するのだろうか。感染源との接触がなくとも、この病気は発生しうるのだろうか。問題をさらに混乱させるのは、自然発生的（孤発性）に発症したヤコブ病であっても、あるいは遺伝的に発生したヤコブ病であっても、その患者の脳サンプルを健康なマウスに注射すると、ヤコブ病を伝達することができることである！　つまり自然に発生した患者の脳には感染性がある。つまり病原体はそこに存在しているのである。病原体は自然発生的に、つまり無から立ち現れてきたとでもいうのであろうか。

プリオン説は家族性ヤコブ病を次のように説明する

孤発性、あるいは家族性ヤコブ病が存在することは、ある意味でプリオン説を強く支持する材料となっている。それは、プリオン説がうまくこれらの現象を説明することができるからだ。健康なヒトの脳には正常型プリオンタンパク質が存在している。プリオン説では、ある日突然、正常型プリオンタンパク質が〝自然に〟、異常型に変換するようなことが起こりうると仮定する。もちろんこのような自然変換が起きる確率は非常に小さいだろうし、その原因もまったく明らかではない。しかし、ひとたびこのような変換が起きると、異常型は正常型を次々と異常型へと変換し、ついには増殖した異常型の量がある臨界点を超えると、神経細胞を冒して病気の発症が起こる、と考える。この結果、孤発性ヤコブ病患者の脳サンプルは増殖した異常型プリオンタンパク質を大量に含む。したがってこれを健康なマウスに注射すると病気を伝達しうることも説明可能となる。

孤発性ヤコブ病が、一〇〇万人に一人という低率ながらほぼ一定して全世界で毎年発生するという事実は、プリオンタンパク質の自動的な変換がごく稀に起こっているという仮定とうまく一致する。

それでは家族性ヤコブ病、つまりヤコブ病が多発する家系が存在することをプリオン説はいかに説明しうるだろうか。実は、家族性ヤコブ病の存在こそがプリオン説の大きな支持材料となっているのである。プルシナーたちは、遺伝的にヤコブ病が多発する家系に注目した。その結果、意外な事実が判明した。この家系の人たちのプリオンタンパク質遺伝子を調べると、点突然変異があることがわかったのである。

その一つは、ゲルストマン・シュトロイスラー・シャインカー病（ＧＳＳ）である。これは最初、オーストリアの一家族に見つかり、その後、十数家系で発見された。その家系内では、ヤコブ病が多発するのである。この家系のプリオンタンパク質遺伝子の構造を調べた結果、一〇二番目のアミノ酸を指定するコドン上に点突然変異があり、アミノ酸のプロリンがロイシンに置換されていることがわかった。

また、GSSに似た家族性のヤコブ病症例として、近年、イタリアで発見された、致死性家族性不眠症（FFI）というものがある。五三歳の男性に、不眠症の他、自律神経失調が見られ、進行性の神経症状（ふるえ、痙攣など）が起こり、九ヵ月後には昏睡に陥って死亡した。この患者の二人の姉妹と、複数の親戚が同様の経過で死亡していた。脳の病変は、著しい神経細胞の変性、星状グリア細胞の増生が見られたが、スポンジ状空胞やアミロイド斑は顕著でない。この点は、他の伝達性スポンジ状脳症と知見を異にする。しかし、患者の脳に、異常型プリオンタンパク質の沈着が認められた。患者四名と、家系内の発病していない二九名中一一名で、プリオンタンパク質の一七八番目のアミノ酸を指定するコドン上に点突然変異が起きていて、アスパラギンがアスパラギン酸に置換されていた。患者の脳サンプルをマウスに投与したところ、病気が伝達された。

プリオン説はこれらを次のように説明する。点突然変異によって一部アミノ酸が置換したプリオンタンパク質は、正常なプリオンタンパク質よりも異常型に変化しやすい、と考えるのである。だから、この突然変異を受け継いだ家系に、プリオン病が高頻度で発症する。ひとたび異常型に変性したプリオンタンパク質は、感染性を持ち、これを健康な宿主（実験用マウス）に接種すると、病気を伝達することが可能となる。

プリオンタンパク質遺伝子上に発見された点突然変異が、プリオンタンパク質の構造形成に何らかの影響を与える可能性は大いにありうる。しかし、いまのところこれらの点突然変異を持つプリオンタンパク質が、異常型（つまりプロティナーゼK耐性型）に変化しやすいかどうかを試験管の中で再現する実験、さらにその変性タンパク質に病気を引き起こす能力があることを証明する実験には、いまだ誰も成功していない。

しかし、このように、プリオンタンパク質遺伝子上の変異と、ヤコブ病の発症率に高い関連があること自体は事実であり、このことは、タンパク質の変性のしやすさが、病気へのなりやすさであると考えるプリオン説を強力に支持する知見となった。

トランスジェニックマウスの実験

一九八〇年代後半には、プリオン説を唱えるプルシナーをさらに喜ばせる実験結果が出た。GSS家系で見つかった点突然変異（コドン１０２のアミノ酸置換）を持つプリオンタンパク質を、脳で大量発現（通常の二〇倍）するように遺伝子操作されたマウスが作られた。このようにゲノムを改変操作して人工的に作られたマウスを、トランスジェニックマウスと呼ぶ。このトランスジェニックマウスを観察したところ、スポンジ状脳症にきわめて類似した行動異常などの症状を発したのである。この実験で重要なポイントは、トランスジェニックマウスが〝自発的に〟病状スポンジ状脳症との関連を強く示唆するものとなった。

変異だけで症状を発せしめたのである。このデータもまた、プリオンタンパク質の異常と伝達性

を呈した、という点である。つまり、病原サンプルを接種することなく、プリオンタンパク質の

プリオン説の勝利

プリオン説が広く受け入れられるようになったもう一つの大きな要因は、他に病原体の存在を示唆するデータがまったく得られていないということである。かつて、伝達性スポンジ状脳症が、スローウイルス病と呼ばれていたことからわかるとおり、プリオン説を信じず、ここには特殊なウイルスが関わっていると考えていた研究者は多い。

一九六〇－七〇年代には、伝達性スポンジ状脳症の脳を電子顕微鏡で調べると、小型で球形をしたウイルス様の粒子を認めたという報告が複数あった。また、米国の神経病理学者フランク・O・バスティアンは、スピロプラズマと呼ばれる病原体に似た、コルクの栓抜き形の粒子を認めたと主張していた。これらの知見はいずれもその後、十分な支持を得られず、いつのまにか再現性の取れないデータとして沙汰止みとなってしまった。一方、プリオン説を支持するデータは、精力的なプルシナー研究室を総本山としてどんどん蓄積されていった。他に有効な仮説もデータもない以上、プリオン説が徐々に受容されていくことになった。

私は以前、ある有名なスクレイピー研究者と話したことがある。彼は最初、急に出てきたプル

シナーのプリオン説などまったく信じる気にならなかった。真犯人はウイルスで、どこかに潜んでいるに違いないと考えていた。しかしいくら研究を進めても、その姿はおろか痕跡（こんせき）さえも見つけることはできなかった。かわりに、異常型プリオンタンパク質を集めてきて動物に注射すると、強力な病原性が認められた。そのうちに、もしかするとプリオン説は本当なのかもしれないと思うようになったと、彼は独り言のようにいった。

結局、今日まで、いかなる候補ウイルスも同定されてはいない。プリオン説支持者は、そんなものははなから存在しないから見つからないのは当然であるとしている。

コラム　正常型プリオンタンパク質の機能

正常型プリオンタンパク質の本来の機能は、未解明のままである。しかし、いくつかの知見が明らかになってきた。一つは、正常型プリオンタンパク質が、銅イオンを結合する能力を持っているという発見である。そこでこのタンパク質の機能として、銅イオンの輸送に関わっているのでは、との説が出てきた。

しかし、細胞においてイオンの出し入れに関与するタンパク質は、ほとんどが膜貫通型のトンネル状構造を持っているチャネルやトランスポーターと呼ばれる分子である。かりに、ＧＰＩアンカー型タンパク質が細胞膜の外側で銅イオンを捕捉しても、これをどのように細胞の内側に運び入れるかを説明することは難しいし、このようなイオン輸送の例も他にはない。最近、東京大学の小野寺グループによって、正常型プリオンタンパク質をノックアウトしたマウスから、シャーレ上で培養できる細胞が作り出された。もし、正常型プリオンタンパク質が銅イオンの輸送に関わっているのなら、ノックアウト細胞は銅イオン不足に陥っている可能性がある。そこで、細胞内の銅イオン要求性の酵素活性が調べられた。しかし異常は見つからなかった。

一方、カエルで見つけられた正常型プリオンタンパク質には、銅イオンを結合する部分がない。もし進化を通して正常型プリオンタンパク質が重要な役割を果たしているのなら、共通の機能を担う部分構造は保存されているはずである。このような知見を総合すると、私は、銅イオン輸送説にはいささか懐疑的である。試験管内（in vitroという）で調べられたこと（この場合は、正常型プリオンタンパク質が、銅イオンを結合する能力を持っていること）が、すぐには生体内での機能（in vivoという）に直結しないことは、生命科学の分野ではしばしば起こることである。一つの現象に飛びついたり固執したりせずに、いろいろな可能性を考慮した研究態度が必要となる。

正常型プリオンタンパク質の機能としては、細胞間の情報伝達に関わっているとの説がある。これを支持する材料として、培養神経細胞の細胞膜上にある正常型プリオンタンパク質を、異なる種の動物を用いて作った抗体によって刺激してやると、細胞分化が促進されたというデータがある。私たちもこのような方向の仮説がより確からしいと考え、研究を進めている。

第5章 プリオン説はほんとうか——その弱点

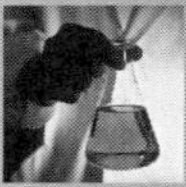
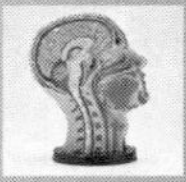
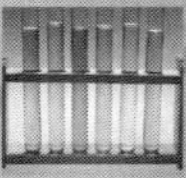

一九九五年、プルシナーは自分の仮説、すなわちプリオン説を支持する根拠となる研究成果のリストを発表している。これでもかといわんばかりに多数のデータを並べ立てている。これもひとえにプリオン説が決定的証拠を欠くことのあらわれであり、プルシナー自身の苛立ちの表現とも読める。前章で検討したように、ノックアウトマウスのデータや家族性ヤコブ病の事例など非常に強力な説得材料も多いが、病原性と異常型プリオンタンパク質との挙動が一致するなど状況証拠にすぎないものが多いことも事実だ。プリオン説を決定づけるためにはどのようなことが証

明される必要があるだろうか。

コッホの三原則の検証

病原体の特定を行ううえで科学的なクライテリア（基準）として「コッホの三原則」がある。これは細菌学の父、ロベルト・コッホ（一八四三－一九一〇年）の研究から導き出されたもので、実はさまざまなバリエーションがある。場合によっては、宿主体外での病原体純粋培養が要求されることもある。しかし宿主体外で単独培養できないウイルスなども多く、すべての病原体特定の基準としてただちに一般化できない部分がある。とはいえ、そのエッセンスは次のように整理できる。

コッホの三原則

一、その病気にかかった患者の病巣から、その病原体が必ず検出できる
二、単離精製された病原体を健康な個体（実験動物）に接種すると、その病気を引き起こすことができる
三、病気になったその個体の病巣から再び同一の病原体が検出できる

では、病原体＝異常型プリオンタンパク質とするプリオン説が、この三原則を満たしているかどうか見ていくことにしよう。

第一条項は満たされる

まず、第一条項だが、「伝達性スポンジ状脳症の患者（または動物）の脳から、異常型プリオンタンパク質が必ず検出できること」ということになる。この条件は、前の章で見たとおり、ほぼ満たされているといってよい。異常型プリオンタンパク質は現在、狂牛病を確定診断する唯一の感染マーカーともなっている。伝達性スポンジ状脳症の臨床症状を示しているにもかかわらず、異常型プリオンタンパク質が検出できない事例もわずかながらある（後述）。しかし、わずかな例外はどのような疾患にも見られることであり、検査は脳全体をくまなく探査しているというよりは一部をとって生化学的に調べているわけなので、漏れは当然ありうる。したがって少数の例外をもって、異常型プリオンタンパク質の病気への関与を否定することはできない。問題は、この先である。第一条項だけでは、両者の相関関係は言い得ても、因果関係を言うことはできない。つまり、卵とニワトリの関係と同じで、どちらが先か特定できない。異常型プリオンタンパク質があるから病気になるのか、病気にかかったから異常型プリオンタンパク質が生じたのか。

第二条項は満たされているのか

これを論証するためには、両者の時間的な因果関係を決定しなければならない。それをもっとも直接的に証明するのが、コッホの三原則第二条項の要請である。プリオン説の妥当性をめぐってもっとも問題となることも、まさにこの点である。病気の脳だけに検出される異常型プリオンタンパク質と感染性（病原性）とが本当に一致するのか、ということである。

このとき大切な科学的態度は、異常型プリオンタンパク質が病原体そのものだと決めつけて実験に臨んではならないということだ。ことの決着をつけるには、異常型プリオンタンパク質を精製して、それを健康な動物に投与して発症することを証明するのがもっとも手っ取り早いアプローチだし、もっとも知りたいことでもある。しかし、〝病原体を単離精製する〟ということの本質は、「感染性」を唯一の手がかりにして、その原因物質を追い詰めていくということであり、感染性の追跡は、いちいちバイオアッセイを行うことでしか検証できない。

感染性の原因物質、つまり病原体を追い詰めその正体をつかむためには、通常、病原体が巣食っている脳などを出発材料として、各種の生化学分離方法を試み、その都度、バイオアッセイを行い、どの分画（精製区分）に病原性があるかを確認しながら病原体を追跡し、最終的には、他の夾雑物（きょうざつぶつ）を含まない、純粋に一〇〇％病原体だけからなる分画にまで追い詰める必要がある。これが単離精製である。精製過程では、精製が進むにしたがって徐々に病原体が濃縮されていくはずだから、その分画の感染性濃度（正確には単位容積あたりの感染力）はどんどん上昇し、一方、物質的には、その分画に含まれる、ある粒子（すなわち病原体）の濃度もどんどん高まっていくはずである。

だからもし病原体＝異常型プリオンタンパク質であれば、感染性の精製を進めれば進めるほど、分画には異常型プリオンタンパク質が濃縮され、最終的には異常型プリオンタンパク質だけからなる精製サンプルとなり、そこには強力な病原性が濃縮されていることになる。ところが、実際のデータは必ずしもこのようにはなっていないのである。むしろ、感染性と異常型プリオンタンパク質は、一致して挙動していないことが示されている。

困難極まりない病原体の濃縮・精製の試み

まずはプルシナー自身による感染性の精製実験である。第４章で説明したように一九七〇年代後半から一九八〇年代初頭にかけて行われた彼の初期の実験では、確かに分画とバイオアッセイを使って病原体を追い詰めようとした。しかし、これがなかなかうまくいかなかった。これは他の研究者も直面した困難だった。たとえば、ウイルスのような病原体を精製しようとする際、ウイルス粒子を他の成分と分けるために、強い遠心分離操作を行う。これによって、ウイルス粒子を試験管の底に沈澱させ（もちろんこの操作だけではウイルス以外の重い成分も一緒に沈澱する）、上清（上澄み液）は捨てる。こうすると上澄み液中の水溶成分を排除できるから、次のステップとしては、濃縮された沈澱分画の中からウイルスを探せばよい。つまり精製が一段階進むことにな

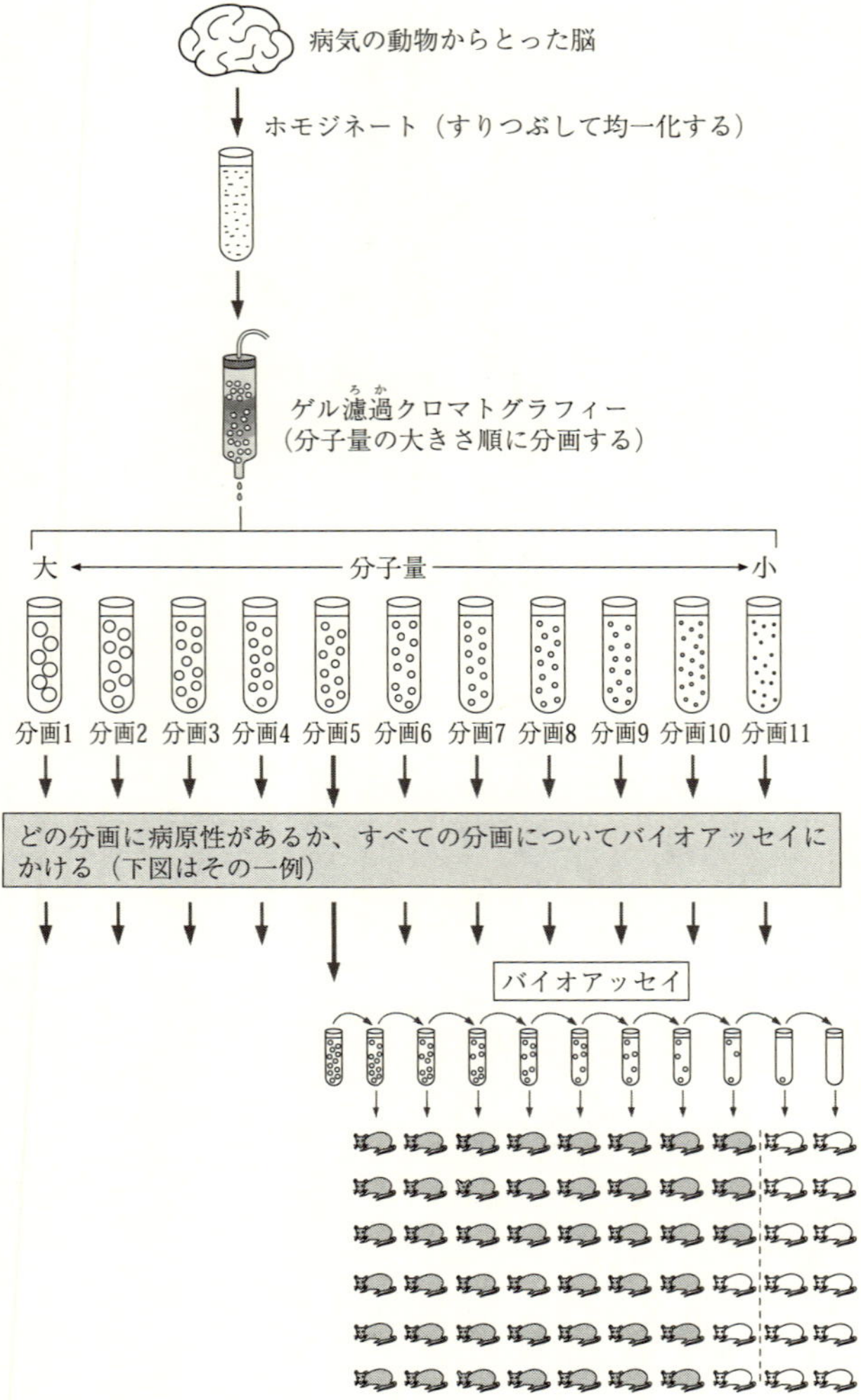
病気の動物からとった脳
ホモジネート（すりつぶして均一化する）
ゲル濾過クロマトグラフィー
（分子量の大きさ順に分画する）
大
分子量
小
分画1
分画2
分画3
分画4
分画5
分画6
分画7
分画8
分画9
分画10
分画11
どの分画に病原性があるか、すべての分画についてバイオアッセイにかける（下図はその一例）
バイオアッセイ

図5−1　病原体の精製

る。このとき、慎重を期して、感染性が沈澱分画に集中的に存在し、上清分画にはほとんど存在しないことを、バイオアッセイで確認する必要がある（図５-１）。結局、プルシナーの精製実験も、感染性の精製が思うように進まないという問題点が解決できないまま残った。

もう一つの問題点は、異常型プリオンタンパク質の存在量は、エライザ法やウエスタンブロット法などの免疫生化学的な方法で数値化できるのに対して、病原体の存在量はバイオアッセイを行うことでしか測定することができない。そのうえ、病原体の数を数値化することは正確にはできない。希釈系列を作ってバイオアッセイを行う方法によって大まかな病原体の存在量を推定できるが、その場合、希釈は一〇倍ずつ行うのが普通だ。この方法によって、それ以上希釈すると感染性が消える点（これを限界希釈点と呼ぶ。１３２ページ参照）を求めて、もとのサンプルの感染性の強さ（力価）を判定するので、限界希釈点がワンステップ以上変化しないと二つのサンプルの感染性の強さを区別できないことになる。つまり、病原体の数の差が、一〇〇と一〇ならなんとか区別できるが、八〇と二〇とは区別できないのである。

また、プルシナーは、サンプル中に含まれる病原体の濃度と潜伏期の長さには逆相関関係があることを利用して（濃度が高ければ高いほど潜伏期は短くなり、濃度が低ければそれだけ増殖が発症の臨界点に達するのに時間がかかるので潜伏期が長くなる）、潜伏期を測定することによって、感染性の強さを定量できるとしている。確かに、逆相関関係は成立するが、ダイナミックレンジ（測定可能な条件範囲）はせまく、この範囲を外れると相関性は崩れやすい。つまり、現時点では、異常型プリオンタンパク質の存在量は正確に測れても、それに対応する精度で病原体の存在量は測定できないのである。

プルシナーは、病原体の濃縮・精製分離には失敗したものの、幸運にも異常型プリオンタンパク質を発見することに成功する。彼は、異常型プリオンタンパク質と病原体が同一であることの論拠として、「精製を行うと、異常型プリオンタンパク質と感染性とが同じ分画に見出される。異常型プリオンタンパク質の濃度とスクレイピー感染性の力価とが比例する」と述べているが、達成できた濃縮倍率は、もとの脳に含まれていた病原体に比較するとせいぜい三〇倍程度だった。この程度の濃縮率では、サンプル中にはまださまざまな混入物があり、原因と結果を論証するにはあまりにも不十分である。病巣に一％の濃度で含まれる病原体なら、これを純粋に精製するためには、一〇〇倍の濃縮が必要になる。むろん病原体の濃度が一％もあるはずがなく（そんなにあれば簡単に顕微鏡で捉えられる）、ずっとずっと低濃度にしか含まれないのが普通である。したがって病巣から病原体粒子を精製するためには通常、数千倍から数万倍の濃縮が必要となる。

病原体を濃縮・精製できないのは、病原体の分離で威力を発揮する遠心分離法が、スクレイピー病原体に限っては有効に働かないからだ。普通は、強力な遠心分離操作を行うと溶液中に浮遊する軽い粒子を沈澱させることができる。しかし、スクレイピーを発症した実験動物の脳のサンプルに、どんなに強力な遠心分離操作を行っても病原体を沈澱分画に追い込んで一網打尽にできない。では、感染性は上清分画に残ったままなのか、といえばそうでもない。つまり、遠心操作

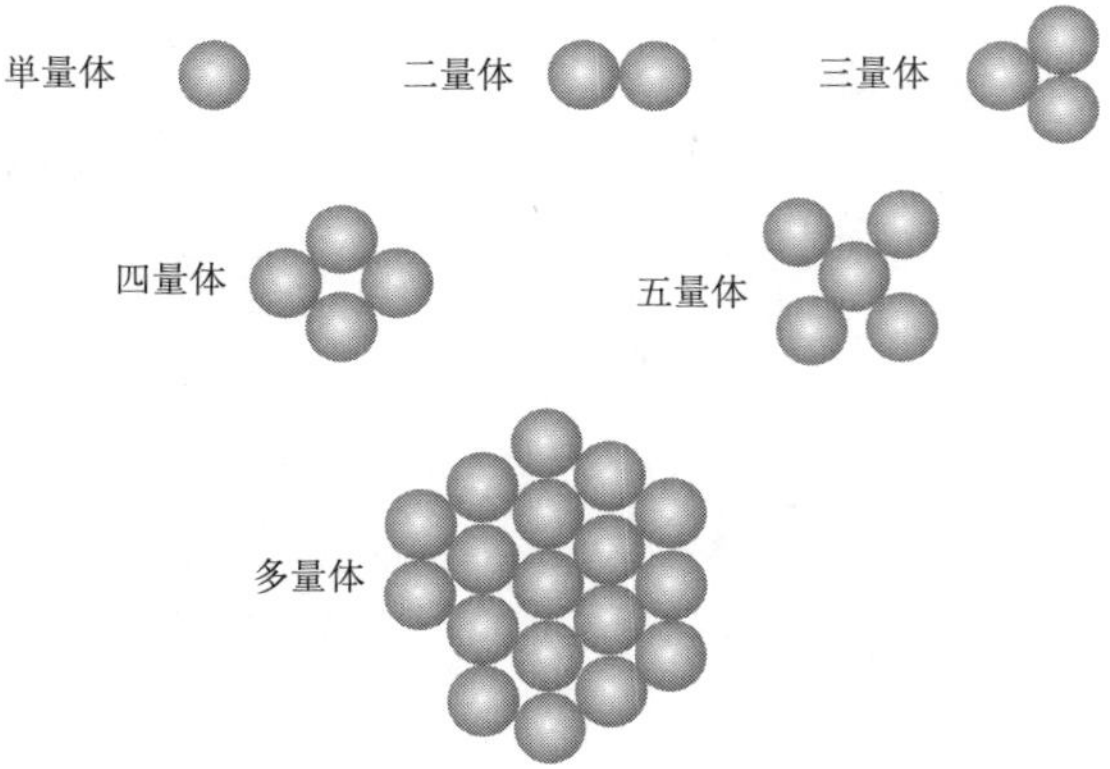

病原体粒子（ で表示）が互いに凝集しやすい場合、不均一な形状をとりやすく濃縮、精製することは困難となる。

図5－2　病原体粒子の不均一性

を行うと、感染性は、沈澱分画からも上清分画からも同じように検出されてしまうのである。

このような現象はいったいどのように解釈すればよいだろうか？　一つの解釈は、病原体が細胞のさまざまな成分と非特異的に結合し、細胞成分を仕分けすると、あらゆる分画に分布してしまうという可能性が考えられる。もう一つの解釈は、病原体自体が凝集を起こしやすい性質を持っており、しかもそれは、単量体、二量体、三量体……多量体というふうに不均一な形状をとりやすいという可能性である（**図5－2**）。このような状態の病原サンプルであれば、これを病原体単一成分に濃縮・精製することはきわめて困難となる。

プルシナーの方針転換

プルシナーはここで方針転換を図ったのであ

る。バイオアッセイでいちいち確認しながら、より精度の高い精製方法を試行錯誤して見つけ、病原体の純度を高めていくという帰納法的アプローチを断念した。そのかわりに脳に蓄積している特異的な凝集タンパク質（これが後になって異常型プリオンタンパク質と命名される）こそが病原体そのものだと考えて、つまり演繹法的な図式に立って、一気に決め打ちにでた。すなわち、前述したように、ことの決着をつけるため、異常型プリオンタンパク質を先に精製して、それを健康な動物に投与して発症することを証明するのがもっとも手っ取り早いアプローチだと考えたのだ。そして、もしそれが検証されていたら、プリオン説は磐石のものとなっていただろうし、本書のようなものも書かれることはなかったはずだ。プルシナーは、精製した異常型プリオンタンパク質の感染性を示すことができなかったのだ。

一九八四年、有名な専門誌『セル』に次のような大発見論文が掲載された。プルシナーたちは、スクレイピー病の脳を出発材料とし、界面活性剤による可溶化、遠心操作、調製用高速液体クロマトグラフィーなどの精製操作によって、脳に特異的に沈着する凝集体の主要構成成分となっている異常型プリオンタンパク質のコア部分（PrP27–30と彼は呼んでいる）を高度に精製することに成功し、その部分のアミノ酸配列を解読した。そのシークエンスは、Gly-Gln-Gly-Gly-Gly-Thr-His-Asn-Gln-Trp-Asn-Lys-Pro-Ser-Lys であり、これまで知られているいかなるタンパク質とも異なる新規のタンパク質配列だった。ここに初めてプリオンタンパク質の正体の一端が明らかとなった。この情報が鍵となって、プリオンタンパク質の全体構造と遺伝子を明らかにする道が開

Purification and Structural Studies of a Major Scrapie Prion Protein

Stanley B. Prusiner,* Darlene F. Groth,* David C. Bolton,* Stephen B. Kent,† and Leroy E. Hood†
*Department of Neurology
and Department of Biochemistry and Biophysics
University of California
San Francisco, California 94143
†Division of Biology
California Institute of Technology
Pasadena, California 91125

Summary

Scrapie is a degenerative, neurological disorder caused by a slow infectious agent or prion. Extensively purified preparations of prions were denatured by boiling in sodium dodecyl sulfate and the major protein component (PrP 27–30) was isolated by preparative HPLC size exclusion chromatography after proteinase K digestion. The purified PrP 27–30 molecules were not infectious. Ultraviolet absorption spectra of purified PrP 27–30 demonstrated the absence of covalently linked polynucleotides. Amino acid composition studies showed that PrP 27–30 contains at least 17 naturally occurring amino acids. A single N-terminal amino acid sequence for PrP 27–30 was obtained; the sequence is N-Gly-Gln-Gly-Gly-Gly-Thr-His-Asn-Gln-Trp-Asn-Lys-Pro-Ser-Lys and it does not share homology with any known

state has been accomplished (Prusiner et al., 1983). To date, one major macromolecule has been identified within the scrapie prion isolated from infected hamster brain. This molecule is a protein designated PrP 27–30 and it has a molecular weight of 27,000–30,000 as determined by sodium dodecyl sulfate (SDS) gel electrophoresis (Bolton et al., 1982; McKinley et al., 1983).

Recent studies with rabbit antisera produced against PrP 27–30 have demonstrated the presence of four cross-reactive proteins of lower M_r, as well as one protein of higher M_r, in extensively purified preparations of prions (P. E. Bendheim, R. A. Barry, S. J. DeArmond, D. P. Stites, and S. B. Prusiner, submitted). These proteins appear to be present in low concentrations compared to PrP 27–30 based on radioiodination and silver-staining data. Whether the lower M_r proteins are degradation products of PrP 27–30 generated during the purification of prions by proteinase K digestion or they are distinct prion molecules with related amino acid sequences remains to be determined. It is possible that the higher M_r protein is a precursor of PrP 27–30.

Development of a protocol for extensive purification (Prusiner et al., 1983) of scrapie prions allowed us to demonstrate that rod-shaped structures previously found in less purified preparations (Prusiner et al., 1982a) are polymers of PrP 27–30 molecules. By electron microscopy, the rods measure 10–20 nm in diameter and 100–200 nm in length when negatively stained (Prusiner et al., 1983). Antibodies raised against electrophoretically purified PrP have been shown by immunoelectron microscopy to bind

『セル』に発表されたプルシナーの論文

かれることになった、画期的な成果だった。

しかし、この論文にはもう一つ見逃すことのできない一文が記載されていた。

The purified PrP27–30 molecules were not infectious.（精製された異常型プリオンタンパク質のコア部分、PrP27–30の分子には感染性がなかった）

つまり、アミノ酸配列が解読できるまでに高度に純化されたサンプルを動物に投与しても、発症を引き起こすことはできなかったのである。

コッホの三原則第三条項も証明されていない

もし、異常型プリオンタンパク質が病原体そのものであるなら、精製純化されたサンプルには強力な感染性が示されなければならない。それができなかった以上、普通に考えれば、真の病原体は精製の途上でスルリと逃げてしまったということになるはずだ。が、プルシナーはそうは考えなかった。異常型プリオンタンパク質はあくまで病原体の本体である、しかし、精製に使ったさまざまな条件が病原タンパク質としての活性を失わせてしまったのだと説明した。確かに、精製にはタンパク質消化酵素による分解や界面活性剤などを使った強い変性操作が行われている。しかし、もともとこの病原体は、消化酵素に抵抗し、さまざまな変性条件にも耐性を持った不死身の病原体だったはずである。

結局、今日に至るまで、病巣から異常型プリオンタンパク質が精製され、それに感染性が証明された実験はない。もちろん病巣から病原体を純粋な形で精製することにも誰も成功していない。とどのつまり、感染性を指標として病原体を精製することには成功していないから、コッホの三原則の第三条項も証明されていないことになる。決め打ちによって精製された、異常型プリオンタンパク質にも感染性があるとは確認できなかった。この意味でもコッホの第三条項は証明されていない。

異常型プリオンタンパク質と感染性

これまでのデータでは、病巣には必ず異常型プリオンタンパク質が存在しており、その病巣(たとえばスクレイピー羊の脳)をすりつぶして他の動物に接種すれば病気を伝達できた。つまり、異常型プリオンタンパク質の存在と感染性の存在は一致する、というのがプリオン説の主張であった。

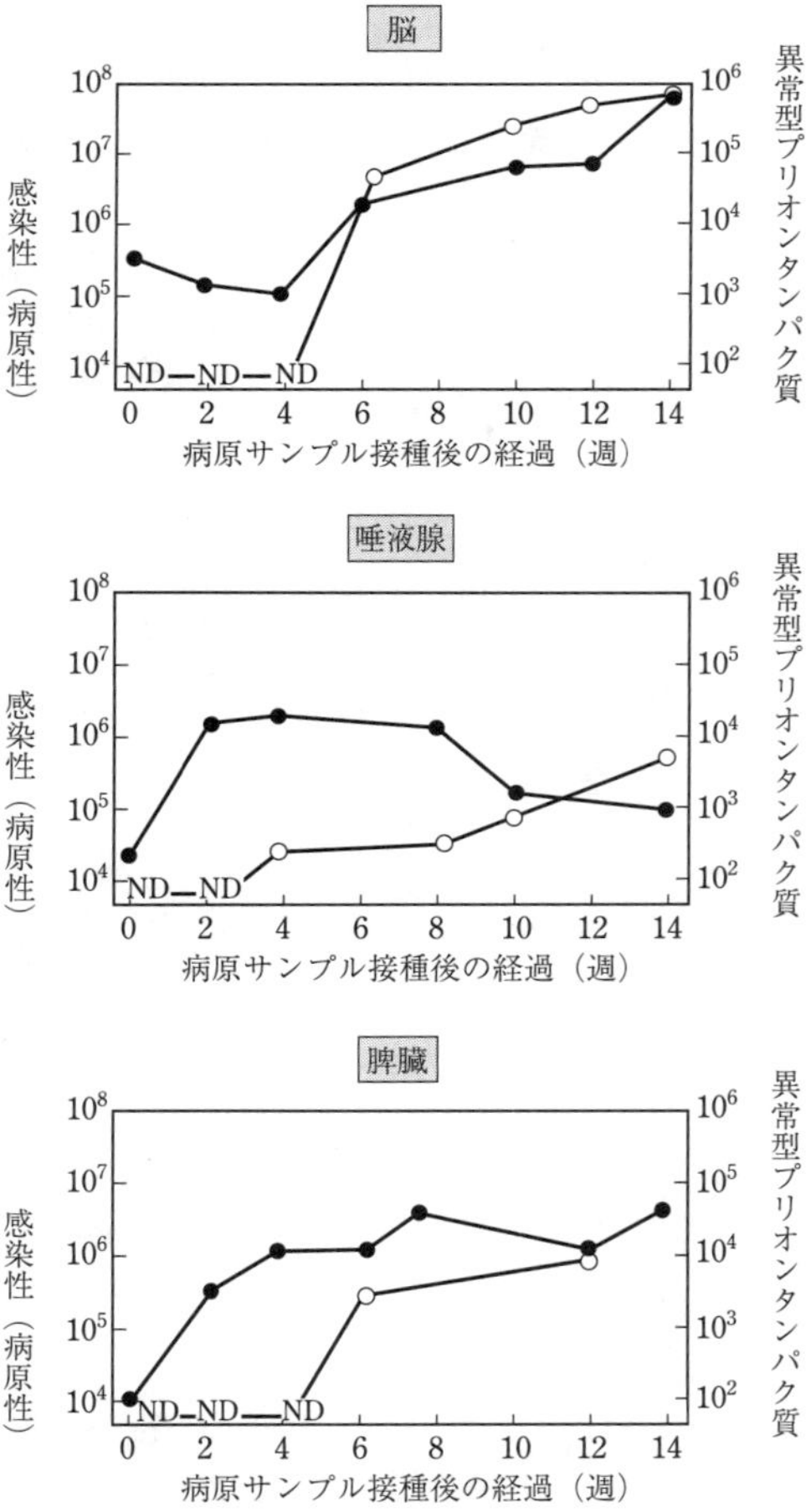

—●— 感染性　—○— 異常型プリオンタンパク質　ND＝検出限界以下
（長崎大学・片峰グループのデータをもとに作成）

図5−3　脳、唾液腺、脾臓における感染性（病原性）と異常型プリオンタンパク質の変化

しかし、厳密に調べてみると、両者は必ずしも一致していないとするデータがある（図5-3）。

長崎大学医学部の片峰グループは、マウスを使って次のような手間のかかる実験を行った。マウスの脳に、一定量の病原サンプル（ヒトのヤコブ病患者から採取された脳懸濁物）を注射する。以降、二週間ごとに一〇匹のマウスから、脳、唾液腺、脾臓などの臓器を摘出する。そして、各臓器に存在する感染性（感染力）の強さと異常型プリオンタンパク質の量を測定した。感染性の強さは、希釈サンプルを作って健康なマウスに注射し、バイオアッセイを行わねばならない。異常型プリオンタンパク質の蓄積量は、特異抗体を用いるウエスタンブロット法（95ページ＊1参照）によって行った。この実験は、実際の経口感染と異なり、病原体を脳に直接注射するという手法をとっている。これは実験の目的上、できるだけ潜伏期を短くして、経過を観察したいからである。脳に注射された病原体は、脳に取りつく一方、そこからあふれ出し、末梢（脳以外の身体）に移行すると考えられた。

図5-3をもう一度ご覧いただきたい。脳では、投与後、四週間までは、投与された病原サンプルとほぼ同じ感染性の強さが維持された後（つまり、投与した病原体がそのままそこに居座った後）、六週目から急激な感染性の増加（二週間ごとにほぼ一〇倍近く）が見られる。これとほぼ並行する形で、すなわち六週目以降急激に、脳内の異常型プリオンタンパク質の蓄積量が増大している。このデータだけを見る限り、確かに、感染性（感染力）と異常型プリオンタンパク質の挙動は一致して動いていることになる（図5-3上）。

しかし、唾液腺に関するデータはまったく異なった様相を呈した（図5-3中央）。唾液腺では、投与後、二週間目に急激な（ほぼ一〇〇倍の）感染性の増大が観測された。二週間目では脳の感染性は変化していないので、脳に投与された病原サンプルは、脳自体ではなく、唾液腺に移行してそこで増殖していることになる。しかし、二週間目では、唾液腺に、異常型プリオンタンパク質はほとんど検出されていない。以降、四週目から八週目と、唾液腺の感染性は高い水準で推移する。異常型プリオンタンパク質は四週目でようやく微増するが、このときの存在量は、（ほぼ同じ感染性を示す）六週目の脳に比べて、一〇〇分の一前後でしかない。感染性に対する異常型プリオンタンパク質量の比は、このように一定していないのだ。唾液腺ではこれ以降、さらに不思議なことが起こる。八週を越えると、唾液腺に存在する感染性は低下する傾向にあるのだ。一〇週目には約一〇分の一に、一四週目にはさらに低下する。唾液腺で増殖した病原体は、唾液腺を後にして別の場所に移行するように見える。しかし、意外なことに、異常型プリオンタンパク質は、八週目以降、急速に増加しているのである。八、一〇、一四週目における感染性と異常型プリオンタンパク質量の変化は、平行どころか、完全に逆相関の関係にある。病原体が唾液腺を後にしてから、異常型プリオンタンパク質の蓄積が起こるということは、まさに、この蓄積は、病気の原因というよりはむしろ感染の結果生じた現象（つまり病原体の足跡）のように見える。

脾臓におけるデータ（図5-3下）も、感染性と異常型プリオンタンパク質量はパラレルに動いていない。脾臓でも、脳に病原サンプル投与後、四週目までに一〇〇倍以上の感染性の増大が見られる。ここでも病原体は一度、脳から出て、脾臓で初期の増殖を行っているようだ。ちなみに脾臓も唾液腺周辺もリンパ組織であり、スポンジ状脳症の病原体は、まずリンパ球をターゲットとしてそこで増殖を行ってから、中枢神経系に侵攻するようである。さて、このようなリンパ組織における初期の急激な感染性の増大が起こるとき、異常型プリオンタンパク質の蓄積量はほとんど増加していないのである（唾液腺のみ二週目まで、その他は四週目まではND、つまり検出できない低レベルにあるということ）。異常型プリオンタンパク質が脾臓に出現するのは、四週目のあと、突然、六週目になってからである。この間、一気に一〇〇〇倍近く増える。しかし、非常に奇妙なことに、四週目から六週目にかけて、バイオアッセイで測定した感染性のほうはほとんど増加していない。ここでも、感染性と異常型プリオンタンパク質の振る舞いはまったく一致していない。病原体はどこか別の場所へ移動し、そのあとになって異常型プリオンタンパク質が増えるように見える。

プリオン説への疑義

このように厳密に時間経過をとって、感染性（病原性）と異常型プリオンタンパク質の動きを追ってみると、必ずしも、異常型プリオンタンパク質あるところに、その存在量に応じた感染性が確認されるということにはなっていない。リンパ組織では、むしろ感染性が先行して蓄積し、感染性が移動した後、遅れて異常型プリオンタンパク質が蓄積すると考えたほうが、観察結果をうまく説明できる。両者がパラレルに見えるのは唯一脳だけであるが、それは病原体の出発地点と最終目的地が脳だからであって、感染性はその場にとどまり、病原体の活動の結果できる異常型プリオンタンパク質もその場に蓄積されると考えればよい。むしろ、病原体は接種初期には脳で増殖せず、いったん唾液腺周辺や脾臓などのリンパ組織に移動し増殖した後に、再び脳に戻っているように見える。

異常型プリオンタンパク質そのものが病原体だとすれば、脳、唾液腺、脾臓、いずれでも、異常型プリオンタンパク質が蓄積する動きと、感染性の高まりはパラレルに動くはずであり、また異常型プリオンタンパク質と感染性との比は一定のはずである。唾液腺における両者の逆相関的な動きは、この二つの値が一定の比を保っていることを否定している。

さらに踏み込んでいえば、異常型プリオンタンパク質が病原体そのものであるとするプリオン説への疑義ともなりうるデータである。論文執筆者の片峰らも、そのことを考察として明記している。「異常型プリオンタンパク質が病原体そのものではないと論じている研究グループがある。我々のデータもこの議論を強く支持するものである」。

同じように、感染性あるところに必ずしも、それに応じた異常型プリオンタンパク質が存在しているのではなく、むしろ両者は分離できる場合があることを示した論文は複数ある。最近では、フランスの研究者ラスメザスが『サイエンス』誌に発表した論文がある。ここでは、狂牛病脳サンプルを投与されたマウスで、異常型プリオンタンパク質の蓄積を認めないのに、伝達性スポンジ状脳症が起きている事例を示した。

また、もう一つ、プリオン説の弱点として指摘されているのは、異常型プリオンタンパク質量と感染性との比例関係が、病原サンプルを限界希釈していったときにも崩れる、ということがある。感染動物から取った脳サンプルを一〇分の一、また一〇分の一と希釈していくと、そのサンプルが示す感染性はどんどん薄まっていく。そして、七回目か八回目くらいまで希釈すると、もうそこには感染性が検出されない、いわゆる〝限界希釈点〟が見出せる。つまり、ここまで希釈するとサンプル中には〝一匹も〟病原体がいなくなるというポイントである。希釈にしたがって、サンプルに含まれる異常型プリオンタンパク質も当然薄まっていく。そして、もし、感染性と異常型プリオンタンパク質が一致するなら、限界希釈点では、異常型プリオンタンパク質は〝一分子も〟存在しなくなるはずである。ところが、感染性が消える限界希釈点を超えても、サンプル中にはまだ多量の異常型プリオンタンパク質が検出できるのである。感染単位あたりの分子の数にすると一〇万以上が存在する。

根拠のない弥縫策

これは、どう解釈すべきだろうか。プリオン説に懐疑的な立場からは、やはりそれだけの分子数をもってしても病気を起こせないのなら、それは病原体そのものではないのでは、と考えざるを得ない。一方、プリオン説に固執すれば、新たなロジックをひねり出す必要が出てくる。病気を引き起こすためには、ある一定数以上の異常型プリオンタンパク質が必要であるとか、凝集して繊維状に高分子化した異常型プリオンタンパク質の両端部分にだけ感染性があるなどの説である。あるいは、図５-２（１２１ページ）に示したように、異常型プリオンタンパク質は多量体を形成して初めて、それが核となることによって、正常型プリオンタンパク質を異常型に変換する能力がある、というモデルもある（核依存性変性モデル）。プルシナー自身も最近の論文では、まずプリオンタンパク質の凝集体（アミロイド）を作って、それを核としてさらに凝集を進めるように形成された異常型プリオンタンパク質に感染性があるとの論調をとっている（後述）。

しかし、これらはひいき目に見ても、根拠のない弥縫策と映る。プリオン説の根幹は、異常型プリオンタンパク質が鋳型となって、正常型を異常型に次々と変えていくプロセスがある、ということだ。ここに、ある一定数以上の鋳型が必要だとか、高分子化したものしかその機能がないというのは、そもそもこのプロセス自体が十分に立証されていない以上、どこまでいっても空理空論といわざるを得ない。

特定部位のみ除去するだけでほんとうに安全なのか

感染性の存在するところに、必ずそれに応じた量の異常型プリオンタンパク質が存在するわけではないこと（たとえばこの実験における感染初期の唾液腺や脾臓）は、狂牛病に対する食の安全確保の問題にも重要な示唆を与える。

マウスの実験データをそのまま牛に適用することはできないとしても、この病気に感染した動物のさまざまな臓器について、異常型プリオンタンパク質が検出できないからといってその臓器や組織の部位が安全だと考えることは、現段階では危険である。また、逆にいうと、異常型プリオンタンパク質の蓄積量の多寡をもって感染性の多寡を論じる考え方も危険である。内閣府食品安全委員会プリオン専門調査会の議論の中でも、異常型プリオンタンパク質の存在量から、リスクの定量や評価を行う試みがなされたが、異常型プリオンタンパク質量は、ここで見たように感染性（感染力）と必ずしも量的な対応関係にない。異常型プリオンタンパク質の存在はあくまで病原体感染の有無を定性的に検出するためのマーカーとして使用すべきであり、たとえどの部位であっても異常型プリオンタンパク質が検出されれば、その動物個体全体を破棄すべきである。これはＷＨＯ（世界保健機構）の勧告でもある。このデータに基づけば、いわゆる特定危険部位（脳、脊髄、扁桃、回腸）さえ除去すれば、あとの部分は食用にしても安全であるという考え方は論理的でない。

日本では、二〇〇四年から二〇〇五年にかけてプリオン専門調査会で、全頭検査の見直しの議論が行われ、その答申を受けて政府は、月齢二〇ヵ月以下の若い牛を検査から除外する方針を決定した。この措置は、公式には否定されているものの、二〇〇三年の暮れに狂牛病が発見されて以降ストップしていた、米国産牛肉の輸入再開問題と密接に絡んでいることは論をまたない。全頭検査が緩和されれば、若い牛が中心の米国産牛肉が検査をせずとも輸入再開できる道を開くことになるからである。しかし月齢二〇ヵ月以下の若い牛で狂牛病の発症件数が少ないからといって異常型プリオンタンパク質の蓄積が二〇ヵ月以下の牛で検出できないとする根拠はまったくない。

マウスの感染実験から推論できることは、臓器によって異常型プリオンタンパク質の蓄積速度はまったく異なるということである。感染の初期に病原体が増殖して、急激に感染性が高まるのは、マウス実験の場合、脾臓、唾液腺周辺などのリンパ組織であり、それから少し遅れて異常型プリオンタンパク質の蓄積が起こってくる。

このことからいえることは、感染動物のスクリーニングには、脳の検査は有効だが、早期発見のためには、現時点では行われていない末梢のリンパ組織の検査を行うべきだということである。全頭検査は、テストの検出感度を上昇させるさまざまな技術改良をこそ進めるべきであり、感染源が不明であり、感染牛も発見され続けている現時点で、緩和すべき合理的根拠は少なくとも国内にはない。全頭検査を緩和することは、感染源の特定のための情報収集にも漏れを作ることになる。

プリオンタンパク質変性の謎

病気に感染すると、つまりプリオン説によれば異常型プリオンタンパク質が侵入してくると、それは、体内の正常型プリオンタンパク質を変性させて異常型プリオンタンパク質を生み出す。これが連鎖反応的に進行して神経細胞を損傷し発症に至る。これがプリオン説のコアとなるメカ

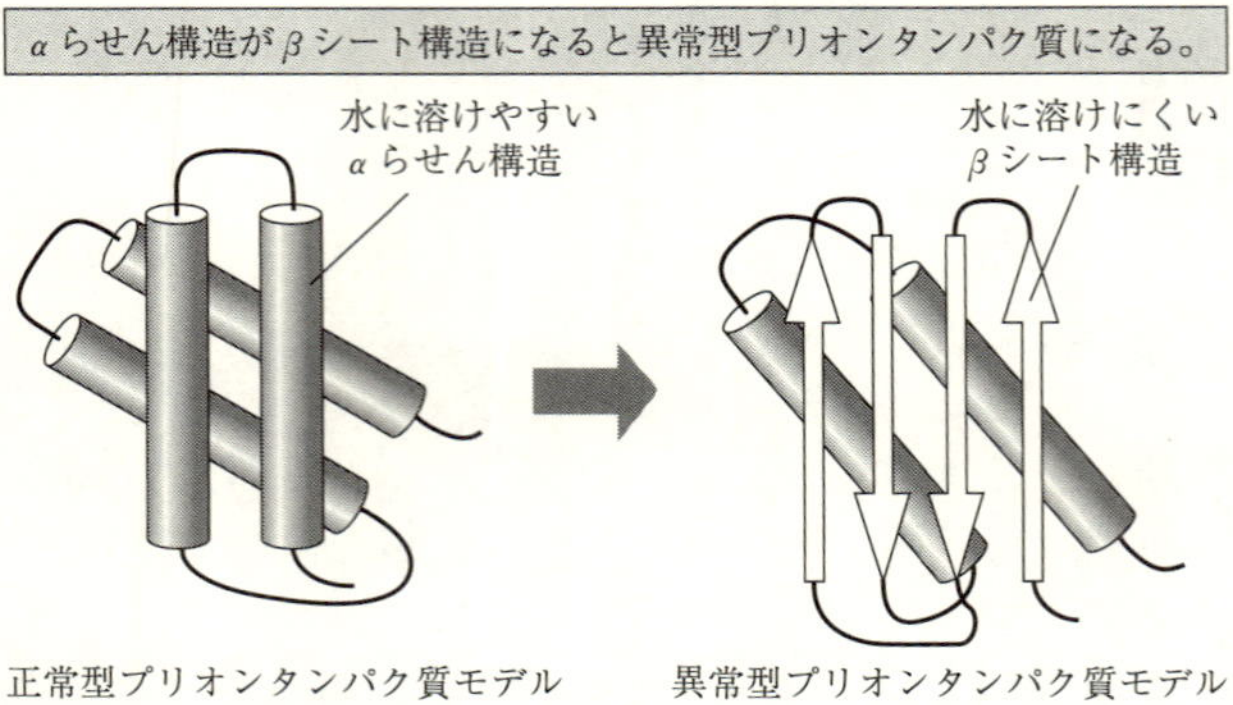

図5−4　プルシナーが推定したプリオンタンパク質の変性モデル

ニズムだが、これはどの程度論証されているのだろうか。

そもそも異常型プリオンタンパク質とはいったい何が「異常」なのだろうか。**図5-4**は、プルシナーが一九九四年に発表した、正常型と異常型プリオンタンパク質の模式図である。プルシナーグループの論文や解説記事に何度となく引用され、彼のノーベル賞受賞時にもパンフレットに印刷されたものである。

正常型と異常型との間には、タンパク質化学でいうところの「α・β（アルファ・ベータ）変換」が起きていると彼は説明する。正常型には円柱状の構造が見られる。これをαらせんといい、水に溶けやすい構造である。αらせんに富んだ正常型プリオンタンパク質は事実、水溶性タンパク質である。これは実証済みだ。ところが、プリオンタンパク質が異常型に変化するとどうなるか。αらせんが消えて板状の部分構造が出現する（図の矢印部分）、と考えられている。この構造をβシートと呼ぶ。βシートは水となじみにくく、お互いにくっつきやすい。

βシートに富んだタンパク質は水に溶けにくく、また互いに結合して凝集体を形成し沈澱する。βシートがまったくなく、αらせん構造だけからなる正常型プリオンタンパク質は水に溶けやすいタンパク質であり、そのαらせんのうち半分が突然βシートに置き換わってしまう異常型プリオンタンパク質は水に溶けにくくなり、互いに凝集し脳にたまる。

間違っていたプルシナーモデル

模式図を見てこう説明を受けると誰でもなるほどと納得したくなる。ところがである。この模式図はまったくの空想モデルであり、最近では間違っていることも判明したのだ。タンパク質の立体構造を正確に示すためには、X線結晶解析かNMR（核磁気共鳴）による解析を行うしか方法はない。NMRは水に溶けた状態のタンパク質を解析できるので、正常型プリオンタンパク質は、この方法で一九九七年になって立体構造が決定された。決定を行ったのはスイスのヴュートリッヒのグループである。ヴュートリッヒは、田中耕一とともにタンパク質の構造解析に関する業績が評価され、二〇〇二年のノーベル賞を受賞した。彼らが明らかにした正常型プリオンタンパク質の模式図を**図5-5**に示した。プルシナーが推定したものとはまったく異なり、αらせんの他にβシートも部分的に見られる複雑な構造をしている。プルシナーのモデルは単純すぎるのである。私は、ヴュートリッヒがこのデータを講演で発表するのを実際に聞いたことがあるが、プルシナーモデルに大きな×印をつけて、「これは正しくありません」と述べていた。

さて、問題は、異常型プリオンタンパク質のほうである。異常型プリオンタンパク質は凝集性の不溶体を形成してしまうので、これを再び可溶化してNMRに供したり、さらには結晶化してX線解析を行うのは至難の業であり、世界中でまだ誰も成功していない。したがって、異常型プリオンタンパク質がβシートに富む不溶性の構造に変化しているというのは、まったくの推論の域を出ないのである。

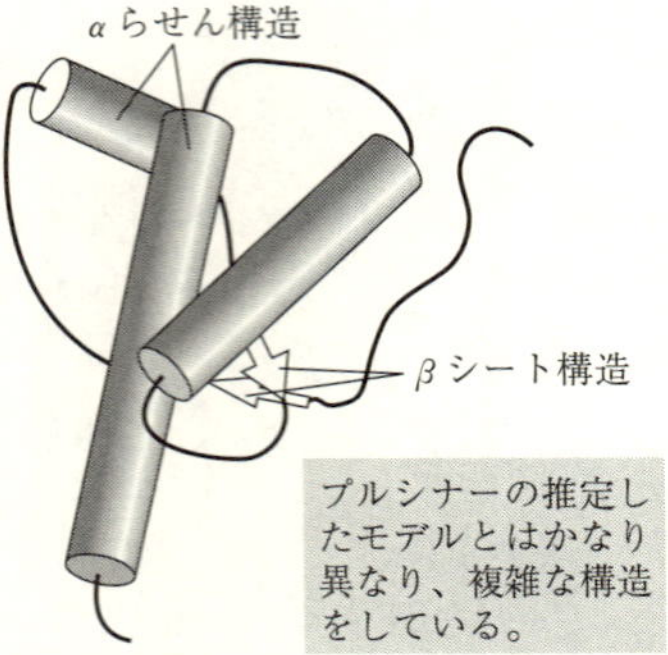
αらせん構造
βシート構造
プルシナーの推定したモデルとはかなり異なり、複雑な構造をしている。

図5－5　スイスのヴュートリッヒ博士（ノーベル生理学・医学賞受賞）が決定した正常型プリオンタンパク質の立体構造

エネルギーはどこからくるのか

さらに問題となるのは、正常型から異常型への変化が起こるとして、その動因（つまりエネルギー）はどこから供給されるのか、ということである。生体内のタンパク質は、普通、アミノ酸配列が決定されれば自動的に、ある一定の立体構造に折りたたまれていく。それが円滑に進むように細胞内にはさまざまな補助装置があるが、理論的にはタンパク質は、エネルギー的にもっとも安定した構造を自動的に取ることで、立体構造を完成させる（アンフィンセンの原理）。正常型プリオンタンパク質も、おそらくエネルギー的にもっとも安定な構造を取っているはずである。それが、わざわざαらせん構造を解消し、βシート構造に富んだ立体構造に変化するためには、それまで構造を保持していた水素結合などの化学結合を切断し、つけかえる必要がある。つまり、新たなエネルギーが必要となる、あるいはおかれている物理化学的な環境が変化する必要がある。だから、通常、タンパク質を変性させるには、熱やpHの大きな変化がいる。異常型プリオンタンパク質の生成のためのエネルギーはどこからくるのだろうか。

実際に、試験管の中に、正常型と異常型のプリオンタンパク質（後者は病巣から持ってくる）を混合すると、そこには何の変化も起こらない。正常型が異常型に自動的に変化することはない。このため、現在、この変性プロセスを研究するための実験条件がさまざまに模索されている。この実験は、無細胞系プリオンタンパク質変換システムと呼ばれる。タンパク質の変性剤である尿素や水素結合を切断する作用がある変性剤（グアニジン塩酸などのカオトロピックイオン）を加えたり、pHを酸性側に傾けたりする。このような条件下で両者を混合すると、正常型の一部が異常型に変化することが見出されている。しかし、それはあくまで人工的な条件下のことである。正常型に対し、五〇倍以上もの過剰量の異常型を投入する必要があるし、新たな異常型の出現といっても、それはプロティナーゼKに対する抵抗性が上がったということであり、感染性が増加したということではない。

そもそも正常型に比べて大過剰量の異常型プリオンタンパク質を加えないと変換実験がうまく

行えないので、正常型が一部、異常型に変わっても、全体としての異常型の総量はそれほど増加したことにはならない。このような小さな変化では、感染性（病原性）の増加としてバイオアッセイによって検出することはできない。つまり、いまのところ、感染動物の生体内でどのようなことが進行しているのか、まったくわかっていない。このように、正常型から異常型への構造変換というもっとも重要なプロセスが十分に説明できていないことが、プリオン説の大きな弱点といえるのである。

現在でも、試験管内で、正常型プリオンタンパク質から感染性のある異常型プリオンタンパク質を変性するための試みが続けられている。プリオン説を支持する研究者たちは、ハムスターに感染する263Kと呼ばれる病原株を用いて、試験管レベルでも、正常型プリオンタンパク質から異常型プリオンタンパク質への変性が起きることを証明しようとしている。

263Kは、スクレイピー羊の脳をハムスターに接種し、以降、ハムスターで代々うえ継がれている（継代されている）病原体株で、ハムスターをわずか六〇日程度で発症に至らせる強力な感染力を持つ。不思議なことに、263Kは、ハムスターと同じげっ歯類のマウスに接種してもマウスを発症させることができない。つまり、263Kは、ハムスターに特異的な病原体〝株〟といえる。羊スクレイピー由来の多くの株は、マウスに投与するとマウスを発症させることができる。病原体に「株」のタイプがあることの謎は、別の章で詳しく論じる。

263K株のこの特性をうまく使えば、正常型プリオンタンパク質から感染性のある異常型プ

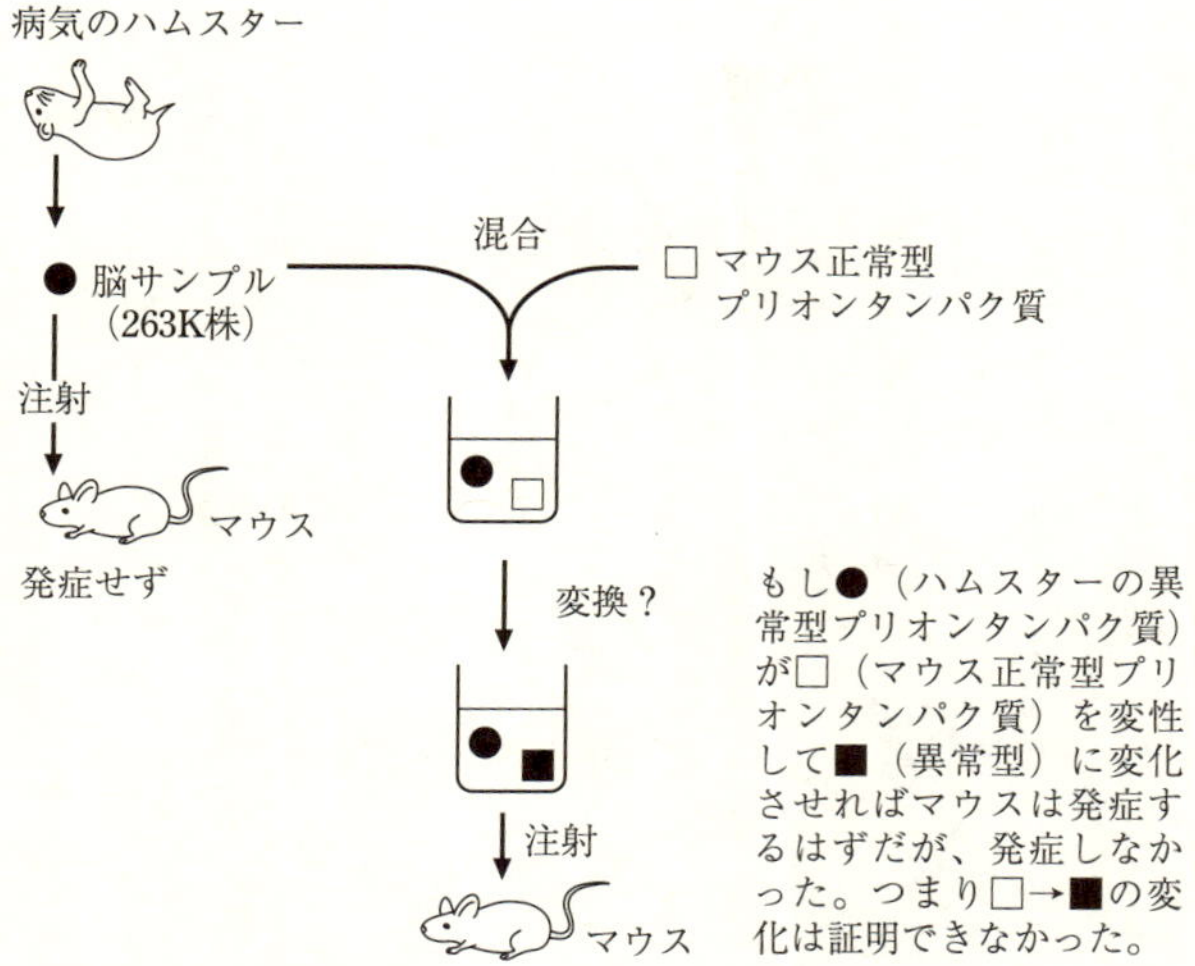

図5－6　試験管内で感染型のプリオンタンパク質を作り出す実験は成功していない

リオンタンパク質に人工的に変性させることが証明できるに違いない。研究者たちはそう考えた。

実験は**図5－6**のような手順で行われた。まず、マウスの遺伝子を利用して人工的に正常なプリオンタンパク質を作り出す（マウスから精製してもよいが、プリオンタンパク質遺伝子から人工的に作ったほうが不純物の少ない試料が得られる）。そして、この正常型プリオンタンパク質を、異常型プリオンタンパク質を含んだハムスター263K株と試験管内で混ぜ合わせる。本来であれば異常型プリオンタンパク質だけを精製し、これと混合するのが理想だが、前述したとおり感染力のある異常型プリオンタンパク質を純粋に精製することはいまだに実現していないため、脳をつぶしたサンプルそのものを使う。そして、この混合物をマウスに接種するのである。

繰り返しになるが、ハムスター263K株は、ハムスターにしか感染しない。したがってマウス由来の正常型プリオンタンパク質とハムスター由来の異常型プリオンタンパク質の混合物が、なんらかの相互作用を起こさない限り、この混合物をマウスに接種しても病気を引き起こすことはできない。しかし、プルシナーたちが主張するように、異常型プリオンタンパク質に何らかの相互作用を起こす力があるなら、両者を混合してしばらくおいておけば、マウス正常型プリオンタンパク質の一部は、マウス異常型プリオンタンパク質に転換されるはずである。そして、新たにできたマウス異常型プリオンタンパク質には、マウスに対する感染性があるはずだから、この混合物を接種すれば、マウスを発症させることができることになる。この実験が成功すれば、晴れてプリオン説は証明される。

実験結果はプルシナーらを落胆させるものだった。混合物を注射したマウスは発症しなかったのである。その後も全世界でさまざまな試みが繰り返された。単に混ぜ合わせるだけではなく、前述したような変性の補助剤を加えたり、pHを変化させるような条件も細かく検討された。ハムスター由来の異常型プリオンタンパク質は、変性剤の存在下、試験管内でわずかにマウス由来の正常型プリオンタンパク質をプロティナーゼK耐性型に変換した。しかし、混合物サンプルを投与されたマウスは一年近く経過しても発症しなかった。その他、マウスとハムスターのキメラ型タンパク質（タンパク質の部分構造を互いに入れ替えたもの）を用いた実験などさまざまな工夫がなされているが、いまのところ、このような実験に成功したという報告はない。つまり試験管内で、正常型プリオンタンパク質から感染性のある異常型プリオンタンパク質を作り出しえた例はないのである。

再考、トランスジェニックマウスの実験

前章で、プリオン説を支持する実験として、ＧＳＳ家系で見つかった点突然変異（コドン１０２のアミノ酸置換）を持つプリオンタンパク質遺伝子を持つトランスジェニックマウスが、スポンジ状脳症ときわめて類似した症状を呈した、とのデータを紹介した（１０９ページ）。一見、プリオンタンパク質の自動的な変性が病気をもたらしたように見え、あたかもプリオン説を証明したかに思える実験である。が、よく見ると必ずしもそうではない。

この実験を詳しく検討してみよう。まず、点突然変異（コドン１０２）プリオンタンパク質遺伝子のマウスゲノムへの導入条件に問題点がある。マウスもヒトも、遺伝情報としてのゲノムは、父由来と母由来のワンペアからなる。したがって、プリオンタンパク質遺伝子も父由来のものと母由来のものの二コピーを持つことになる。ＧＳＳ家系で見つかった点突然変異は、このうちどちらかのコピーにミスが生じたものである。だから、ヒトのＧＳＳ家系で起こったことをマウスで実験的に再現するためには、マウスのゲノムを操作して、人工的にミス（コドン１０２のアミノ酸置換）を一コピー導入して、何が起こるかを調べることになる。

しかしながら、一コピーだけミスを導入したマウスをたくさん作ったが、異常は見られず、脳にもスポンジ状脳症の兆候は出なかった。つまりGSS家系をマウスで再現する実験は、この時点では、うまくいかなかった。

そこで、工夫が凝らされた。ミスをたくさん導入してみたのである。通常は、父方、母方、二コピーしかないプリオンタンパク質遺伝子を試験管内でたくさん作り出し、遺伝子操作技術を使って、ミスを含んだプリオンタンパク質遺伝子だが、それをマウスゲノムのいろいろな場所に、二〇コピーほど挿入してみたのである。このように操作されたマウスでは、プリオンタンパク質遺伝子の総量が大幅に増加することになるので、脳の中で、点突然変異（コドン102）プリオンタンパク質が大量に作り出されることになる。

プルシナーがこのような高コピー型トランスジェニックマウスを作り出してみたところ、スポンジ状脳症に〝類似した〟症状を自発的に呈したというのである。この実験は、点突然変異（コドン102）を持った、異常型に変換しやすいプリオンタンパク質が、スポンジ状脳症をもたらす証拠だとされた。点突然変異（コドン102）プリオンタンパク質を大量に作り出すようにしたところ症状が現れたのは、この変換プロセスの出現確率を高めたのだと解釈された。

しかし、ちょっと待っていただきたい。高コピーのプリオンタンパク質遺伝子の存在は、明らかに通常とは異なった状況をもたらす。脳内に異常に多くのアミノ酸置換型プリオンタンパク質が発現していることになる。ひょっとすると、高発現状態にしたこと自体が、神経細胞に何らかの悪影響を与えて、細胞死などの障害をもたらしたのかもしれない。通常のマウスでは二コピーしか存在しないものを二〇コピーも入れるという異常なことをしたために発生した、特異な現象かもしれない。つまり遺伝子操作の副作用として異常が現れたのかもしれない。一見、スポンジ状脳症に似た神経症状、異常行動を示したとしても、それは脳の中で起きた別の異常事態（高コピー）の結果かもしれない。

もし、そうならば、これは伝達性スポンジ状脳症を再現したことにはならない。その証拠として、このマウスの脳には典型的な異常型プリオンタンパク質の蓄積が認められなかった、という記述がある。異常型プリオンタンパク質の蓄積が、この病気の重要な診断基準であるから、これが検出できないということは、似た症状ながら、別の原因で生じた異常である可能性がある。

なぜ複雑な条件の実験をするのか

そしてなによりスポンジ状脳症最大の特徴は、伝達性があることである。症状を示した変異プリオンタンパク質高発現マウスの脳サンプルを、他の健康な動物に投与して発症をもたらすかどうか、という最大の関心事について、この論文には記載がない。

後になっていくつかの追加データが発表された。点突然変異プリオンタンパク質を作る遺伝子をたくさん導入したマウス（高コピー型トランスジェニックマウス）が自発的に神経症状を現したのち、この脳サンプルを別の高コピー型トランスジェニックマウスに投与すると、神経症状が現れるまでの潜伏期を短くすることができた。

また、異常型プリオンタンパク質の一部分のアミノ酸配列を模した人工合成品（ペプチド）をつくり、それを試験管内で変性させた。これを高コピー型トランスジェニックマウスに投与すると、やはり発症までの期間を短くすることができた。しかし、どの実験も、健康なマウスに投与したときには病気をもたらす効果は示されていない。つまり、真の意味で感染性を証明したデータはないのである。プリオンタンパク質を遺伝子工学的に操作した高コピー型トランスジェニックマウス自体が神経学的に不安定であり、飼育日数を重ねるにつれ自発的に行動異常を示してしまうのである。このことが、データの解釈を複雑にしてしまっている。そのようなマウスに、外部からさらに合成ペプチドや脳サンプルを接種しても、その結果生じたこと（潜伏期の短縮）がはたして、接種の結果なのか、それとも高コピー型トランスジェニックマウス固有の脆弱（ぜいじゃく）さに由来するものなのか、明確に区別することができないからである。

プルシナーの実験一般に指摘しうる問題が、ここに如実に表れている。シンプルな実験を避け、複雑な設定や前提条件のもとに、異常型プリオンタンパク質の感染性を間接的に主張しようとしている点である。

人工的に伝達性スポンジ状脳症を作り出した、あるいはその伝達に成功したと称する実験はいずれも、健康なマウスでの感染性を証明したという単純明快なものではない。つまり、直接的にプリオン説を立証したものとはいえないものばかりなのである。

問題山積の〝プリオン説の最終証明〟

このような状況が続く中、最近、プルシナーは、新しく実施された直接的な方法で、プリオン説を直接的に証明することに成功したとする論文を、二〇〇四年夏の『サイエンス』誌に発表した。これは試験管内で人工的に作製された変性プリオンタンパク質が感染性を示した実験として、〝プリオン説の最終証明〟であると一般の新聞などにも報道された。これを読んで、プリオン説がついに証明されたと思った人々も多かったに違いない。しかし原著論文そのものにあたってみると、やはりここでも事態はそれほど単純ではないことがわかる。

実験の基本的な流れは、試験管内で正常型プリオンタンパク質を（病気の動物から調製した脳サンプルを使わずに）人工的に変性させ、それを実験動物に接種して発症を見る、というスキームである（**図5-7**）。しかしその実施には複雑な条件が絡んでいる。これを注意深く読み解く必要がある。

先に述べたように、過去、この実験は複数の研究室が挑んで果たせなかった。そこで、プルシナー研究室は、出発物質として、正常型プリオンタンパク質を使うことをあきらめた。代わりに、家族性ヤコブ病のＧＳＳをもたらしたアミノ酸置換型（コドン１０２がプロリンからロイシンに置き換わったもの）プリオンタンパク質を用いることにした。プリオン説では、ミス（点突然変異）が入ったプリオンタンパク質のほうが、より異常型に変換しやすいと考えているからである。このため、家族性ヤコブ病は、プリオンタンパク質遺伝子ミスコピーを保有する家系内に多発する

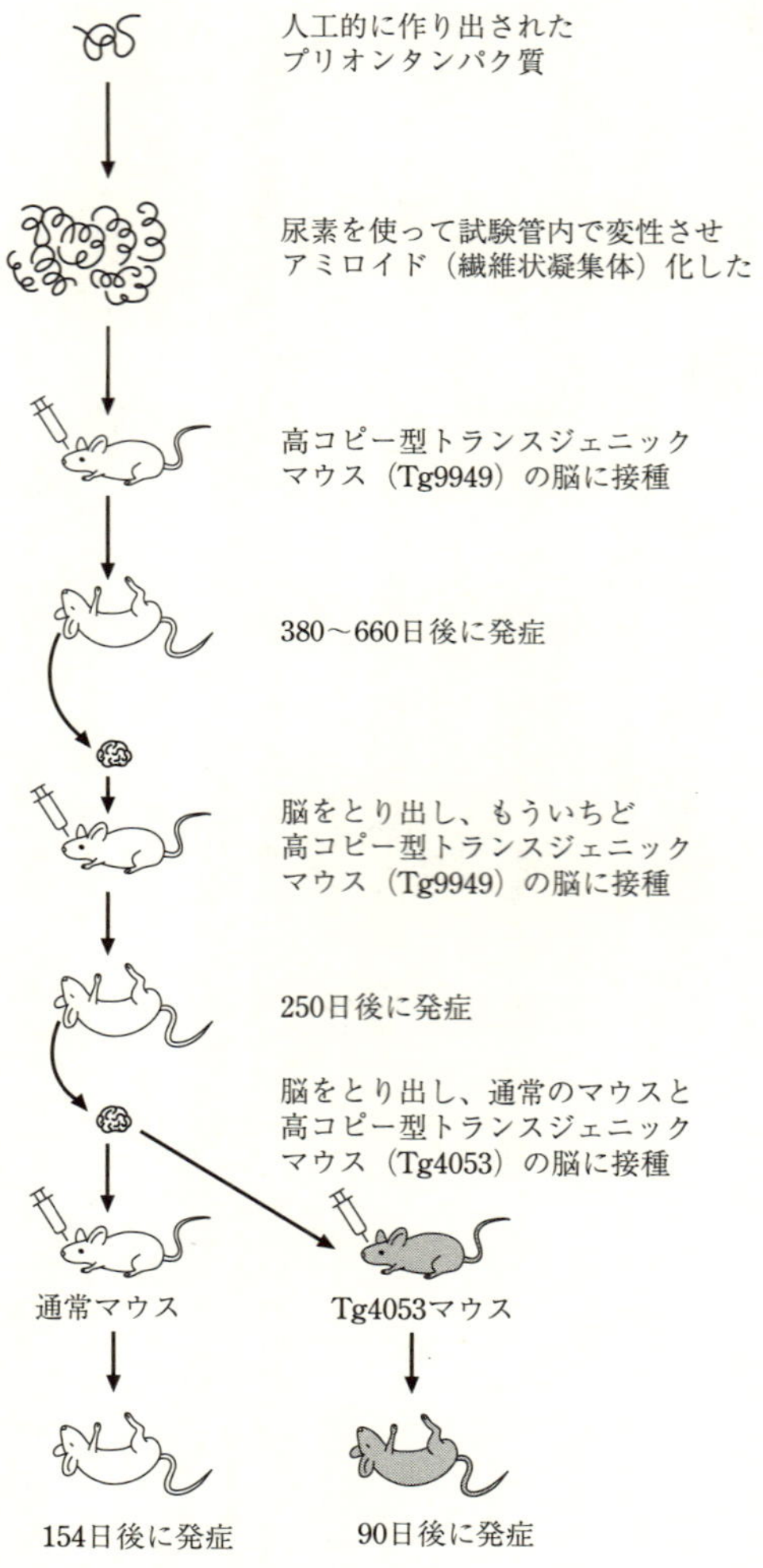
人工的に作り出された
プリオンタンパク質
尿素を使って試験管内で変性させ
アミロイド（繊維状凝集体）化した
高コピー型トランスジェニック
マウス（Tg9949）の脳に接種
380～660日後に発症
脳をとり出し、もういちど
高コピー型トランスジェニック
マウス（Tg9949）の脳に接種
250日後に発症
脳をとり出し、通常のマウスと
高コピー型トランスジェニック
マウス（Tg4053）の脳に接種
通常マウス
Tg4053マウス
154日後に発症
90日後に発症

図5−7　「プリオン説の最終証明」実験

と説明される。だから動物実験でもこのミスコピーを使えば、よりはっきりと効果が確認できるはずである。

大腸菌で発現させたアミノ酸置換型プリオンタンパク質（正確にいえば、コドン１０２のミスを含む、アミノ酸配列八九番目から二三〇番目からなる部分が使われた）を、酸性状態におき、尿素で変性させた。これを透析して繊維状の凝集体（アミロイド）を作り出した。このとき自発的に凝集を起こさせたもの（無核型）と、あらかじめ作った凝集体を〝核〟として添加した後、アミロイドを形成させたもの（有核型）の二通りのアミロイドを作製した。アミロイド形成のプロセスによって感染性の有無が生じるかもしれないと考えたからである。

このアミロイドが特別なトランスジェニックマウスの脳に投与された。このマウスは、N末端を八八番目のアミノ酸まで削った（プリオンタンパク質のN末端から三分の一の部分）プリオンタンパク質が、通常の一六倍多く発現するように遺伝子操作された高コピー型トランスジェニックマウス「Tg9949」である。

変性プリオンタンパク質アミロイドを脳に接種されたTg9949マウスは、接種後三八〇日から六六〇日の間に、次々と神経症状を示しはじめた。有核型アミロイドを接種したグループのほうが先に症状を現した。脳をウエスタンブロット法で検査すると、プロティナーゼK耐性の異常型プリオンタンパク質の蓄積が認められた（これも有核型のほうが顕著だった）。顕微鏡による脳の組織学的観察で、典型的なスポンジ状脳症の特徴が確認された。有核型と無核型では異なる病理像が観察された。有核型アミロイドを接種したことによって発症したTg9949マウスの脳サンプルを、もう一度健康なTg9949マウスに投与した（第二継代）。すると潜伏期が劇的に短縮され二五〇日程度となった。

次に、第二継代マウスの脳サンプルを、通常のマウスと、プリオンタンパク質を通常の八倍発現するように遺伝子操作されたTg4053マウスとに接種した。するとさらに潜伏期が短縮し、前者は一五四日、後者では九〇日後に症状を呈した。いずれの脳にも、プロテイナーゼK耐性の異常型プリオンタンパク質の蓄積が認められた。また顕微鏡による観察でスポンジ状脳症の病理像が認められた。

シンプルでないプルシナーのロジック

プルシナーらは、以上の結果をもって、正常型プリオンタンパク質だけを用いて、試験管の中で、感染力を持つ「プリオン」を人工的に作り出すことに成功した、と主張している。外来の病原体を使用することなく、正常型プリオンタンパク質の変性だけから、伝達性スポンジ状脳症の発症が再現できた、つまり、正常型プリオンタンパク質の変性が、病気の発症に必要かつ十分であるとしている。

新聞報道のように、ブリーフィング資料から、この結論だけを取り出すと、確かにプリオン説が立証されたように見える。しかし、実験の手続きをよく見るとロジックはそうシンプルではない。次のようなさまざまな問題点がある。

まず、ここで試験管内合成された人工アミロイドが本当に、病巣に見られるような異常型プリオンタンパク質のモデルとなりえるのか、という問題である。人工アミロイドはアミノ酸置換型プリオンタンパク質から作り出されているので、正確にいえば、正常型プリオンタンパク質に由来するものではないし、できた人工アミロイドの性状についても詳しい記載はなされていない。

プリオン説において、プリオンタンパク質の変性に関するもっとも重要なクライテリアは、「異常型は正常型に比べて、プロティナーゼKに消化されにくい立体構造をとる」ということである。人工アミロイドは、プロティナーゼKによって消化されにくい性質、いわゆる〝プロティナーゼK耐性〟を獲得しているのだろうか。答えは否である。論文中にさりげなく、アミロイド中には、プロティナーゼK耐性の異常型プリオンタンパク質は検出されなかった、と記している。

つまり、正常型プリオンタンパク質から作り出された人工アミロイドは、異常型プリオンタンパク質ではない。それにもかかわらず感染性が証明されるとはいったいどういうことだろうか。プルシナーらは、この人工アミロイドの中にごくわずか（検出限界以下）の異常型プリオンタンパク質が生成されていて、それが感染源になると考えているようだ。しかしそれは都合のよい解釈にすぎない。ここでは、感染性と異常型プリオンタンパク質との定量的議論が成り立っていない。

次に、人工アミロイドは、直接、普通のマウスに接種せずに、なぜ、わざわざ特殊な高コピー型トランスジェニックマウス（Tg9949）にまず接種されたのだろうか。その説明はなされていないが、おそらく普通のマウスに接種しても発症をもたらしえなかったからであろう。

ここに一つこの実験の複雑さがある。遺伝子操作を施され、プリオンタンパク質の発現を人為的に増加させられたマウスは、その操作自体の影響で、さまざまな異常が起こることがわかっている。前記のように、コドン１０２変異を持つプリオンタンパク質を高発現させると、自発的に神経症状が現れる。Tg9949マウスは、プリオンタンパク質のN末端アミノ酸配列を削ったうえに、それが高発現するように設計されているが、なぜそうしたのかは説明がない（N末端の欠損と異常については103ページを参照）。おそらく発症を早めるためであろうが、詳細は不明である。このように、プルシナー研発の論文は、しばしば複雑な条件設定のバリエーションがあり、また、なぜそのバリエーションが選択されているのか十分合理的な説明がないことが多い。

論文では、Tg9949マウスは、六七〇日まで飼育しても異常は認められなかったとしている。しかし、Tg9949マウスは、健康な普通のマウスとは異なった高コピー型の、神経学的に不安定なトランスジェニックマウスである。寿命近くには自然に異常が起きる可能性がある。この論文のデータでも、対照群として生理食塩水だけを脳に投与されたTg9949マウスの脳にも、微量ながらプロテイナーゼK耐性の異常型プリオンタンパク質が検出されているように見えるデータが掲載されている。また、プリオンタンパク質を高発現させたトランスジェニックマウスは、病原サンプルに対して感受性が高まり、薄い濃度の病原サンプルに対して感染することが知られている。その点で、心配されるのは、動物飼育室内における病原サンプルの交差汚染である。この実験では、人工アミロイド接種による症状や脳の病変を、病気本来の状態と比較検討するために、本物の病原サンプルとして短潜伏期型スクレイピー病原体（RML株）が対照群マウスに投与されている。そして本実験では、人工アミロイドをTg9949マウスに接種後、そのマウスの脳をもう一度Tg9949マウスに投与し、その後、初めて通常マウスに接種するという長期（少なくとも三年）にわたる実験行程があり（なぜこのような複雑な継代が行われたのか十分な説明はない）、すぐそばでは、常に本物の病原サンプルが並行して使用されていた。

プルシナー研究室の実験環境への疑念

反プルシナー、反プリオン説で有名なイエール大医学部の病理学者ローラ・マニュエリディスは、プルシナー研究室の動物実験環境が、常習的にスクレイピー病原体で汚染されているのではないかと指摘している。病原体を継代すると潜伏期が短縮する現象はよく知られているが（第6章参照）、この実験のように最初五〇〇日もかかった潜伏期が、第二世代で半減、第三世代でさらに半減するような劇的な例はない。二回もの継代の途中で、病気感受性の高いTg9949マウスが、対照群に使われた短潜伏期型スクレイピー病原体（RML株）に感染したのではないかというのである。このTg9949マウスの顕微鏡脳病変像は、RML株に感染した対照群マウスの脳病変像とほとんど区別がつかないほど似ている。

このような予期せぬ感染は、たとえば、飼育ケージ、給餌容器、給水ビンの共用あるいは洗浄不十分、実験器具を介した交差汚染など、大規模動物実験施設では常に発生するリスクがあり、十分慎重な措置が必要となる。ヤコブ病のケースでは、脳波をとる電極の不十分な取り扱いから、ヒトからヒトへの伝達をもたらしてしまったという医療事故例が知られているほどである。

このような疑念を晴らすためには、プリオン説の総本山であるプルシナー研とは別の第三者機関が、同様の実験を行ってその再現性を確かめる必要がある。そしてなによりも試験管内で、正常型から人工的に作り出された異常型プリオンタンパク質を、トランスジェニックマウスではなく、ダイレクトに健康なマウスに接種したとき発症がもたらされた、というシンプルな事実の提示が必要なのである。

第6章 データの再検討でわかった意外な事実

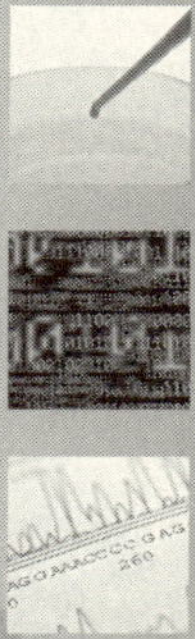

第4章で、「プロティナーゼK（タンパク質分解酵素）で処理すると、異常型プリオンタンパク質の減少と感染性の減少が同程度に進む」というデータを見た。プロティナーゼKによる分解作用によって、異常型プリオンタンパク質が減少するにつれ、感染性（病原性）も減少しており、両者の変化速度（カイネティックス）はほぼ一致している。異常型プリオンタンパク質＝病原体であることを示す強力な証拠であるとプルシナーは主張した。

カイネティックスは一致しない

このデータをもう一度詳細に見てみよう。科学論文では、データの提示方法はできるだけわかりやすくするのは当然のことであるが、論文の執筆者の意図として、できるだけ自分のロジックに合致していることを強調したい、ということがある。強調したいがために、不必要なデータや邪魔なデータを削除することはデータ操作であり、もし都合のよいデータを付け加えたりすれば、もちろんそれはデータ捏造であり、絶対に許されることではない。

（そしてそのような虚偽が行われているかどうかは、提示データを見ただけではわからないことがほとんどである。不正論文が明らかになるのはほとんどが内部告発なのはそのためである）

しかし、一方、データ表示の方法を〝工夫〟することによって、論点を強調することは許される。その〝工夫〟を読み解くことが、科学論文をより深く理解するために必要になることがある。さてそう思ってプルシナー論文のこのデータを見てみると、すこし変わったことに気がつく。データの横軸、つまり時間経過を表す軸が対数目盛りになっていることである。10^1とは一〇分、つまりプロティナーゼKの処理時間が一〇分ということであり、10^2は一〇〇分、10^3は一〇〇〇分、つまり約一七時間の処理ということである。時間経過における変化を表すとき、時間自体を対数目盛りで表示することは、私たちの扱う生命科学分野ではあまり普通のことではない。対数目盛りを使うのは、変化量のダイナミックレンジが大きい場合（変化量が、基礎値から数千倍にも変化するような現象のとき）であり、それは普通、縦軸として使われる。現に、このデータでは劇的に変化する異常型プリオンタンパク質の残存量と感染力価（病原性）の量はともに対数で縦軸にとってある。本来、リニアに経過する時間を93ページの図4-3のグラフのように対数目盛りで表現すると、時間と時間の間の微妙な変化がかえって見えにくくなることのほうが多い。

図6-1左列は、プルシナーのデータを、縦軸はそのままとし、横軸を普通のリニアな時間軸にしたグラフに各データをプロットしなおしたものである（米国の研究者ローワー博士の論文を改変して作成した）。

プルシナー論文では、異常型プリオンタンパク質の減少と感染性の減少は一致して変化するように見えるが、対数でない普通の時間軸に取り直してみると、両者の変化は必ずしも一致していない。異常型プリオンタンパク質の減少量は、かなり早い時間に急速に減少するが、そのとき感染力価はそれほど減少していないことがわかる。両者の減少は決して〝同程度〟ではない。プロティナーゼKの濃度が低い場合（一〇〇マイクログラム／ml）、異常型プリオンタンパク質は反応二〇〇分後には約八〇分の一に減少し、五〇〇分後には一〇〇〇分の一（これはほぼ完全に分解された基底値と考えてよい）となる。しかし、この時点までに感染力価はあまり変化していない。感染力価が大きく減少するのは（一〇〇〇分の一以下になるのは）、この二倍の時間が経過した反応後一〇〇〇分のことである。

つまり、このデータを虚心坦懐に解釈すると、両者の減少は一致しているどころか、異常型プリオンタンパク質はよりプロティナーゼKによって分解されやすいが、感染力価すなわち病原体

プルシナーが作成したグラフ

●プロティナーゼKを低濃度で使ったとき（100μg/ml）

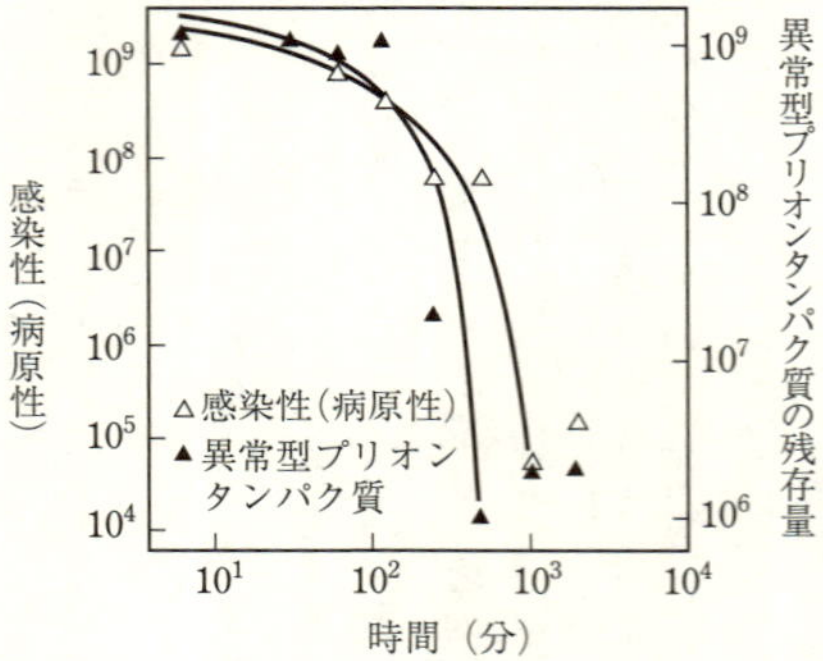

●プロティナーゼKを高濃度（上の5倍）で使ったとき

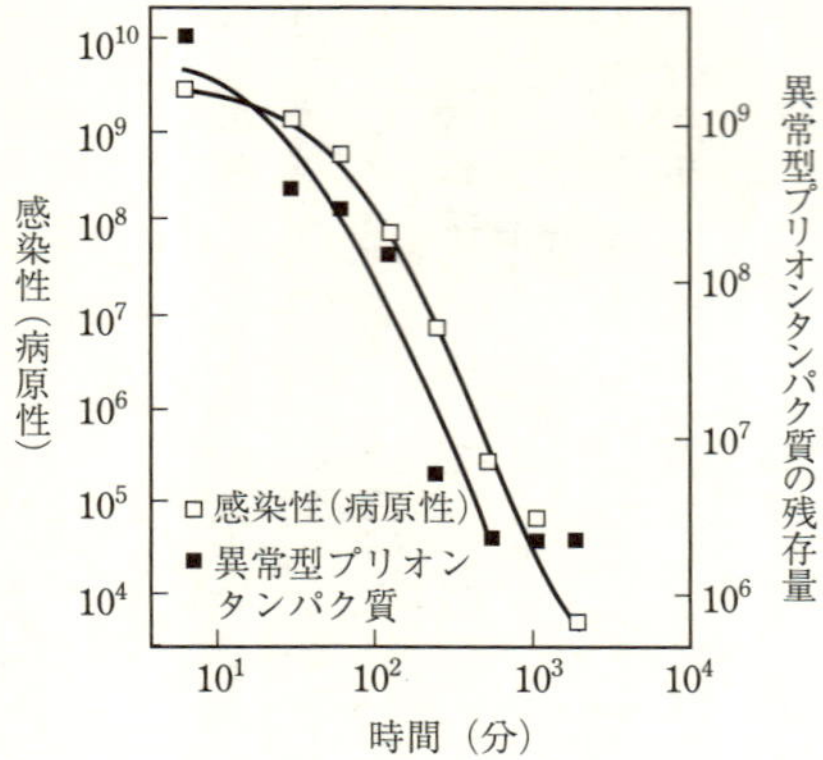

プルシナーが作成したグラフをプロットしなおすと……

時間軸を対数表示から通常表示にしたもの

●プロティナーゼKを低濃度で使ったとき（100μg/ml）

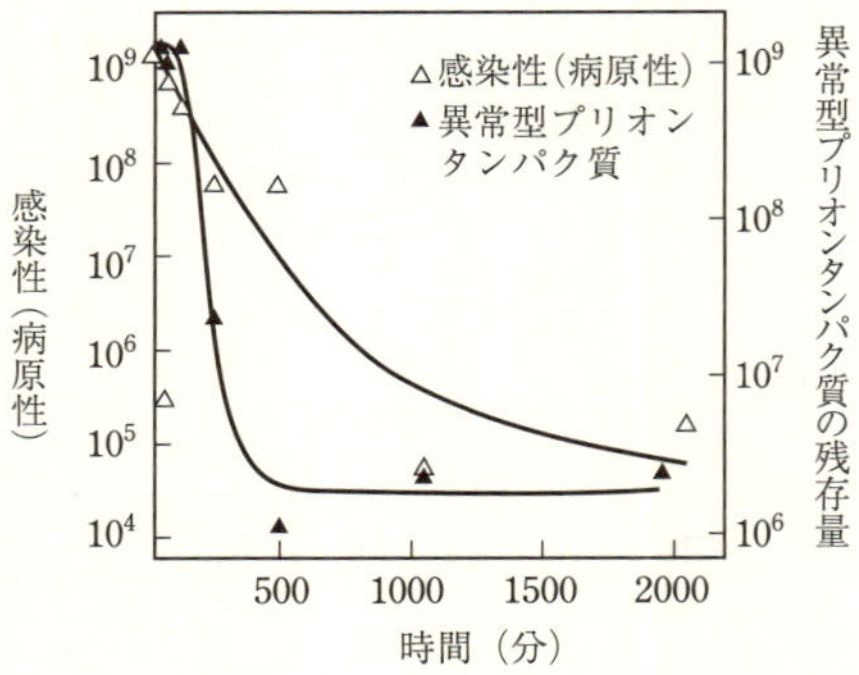

●プロティナーゼKを高濃度（上の5倍）で使ったとき

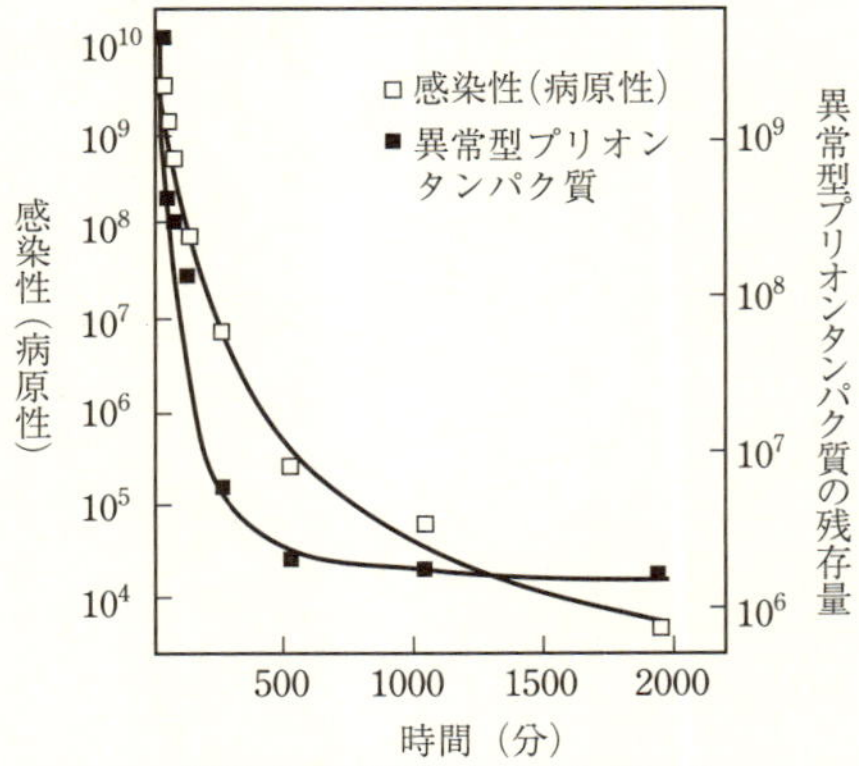

曲線は最小二乗法フィッティングによる

図6－1　プルシナーのデータ（感染性と異常型プリオンタンパク質の挙動が一致すると主張）の時間軸を対数表示から通常表示に変えてプロットしなおしたデータが左ページの図。感染性（白印）と異常型プリオンタンパク質（黒印）とは必ずしも一致して挙動していない。

はよりプロテイナーゼKに抵抗し、これを分解するためには倍の時間がかかるということになる。プロテイナーゼKの濃度を上昇させて行った実験（五〇〇マイクログラム／ml）では、両者の変化の乖離はよりはっきりと見える。つまり両者の変化のタイムコースを表すカーブは反応時間の早い段階から完全に離れている。異常型プリオンタンパク質の分解は急速に進むが、感染力価の減少はそれと対応せずむしろゆっくりと進む。

異常型プリオンタンパク質の挙動と感染性（病原性）の挙動は必ずしも一致しないとの見方は、過去、さまざまな研究者（多くはプリオン説に反対する立場）から少なからず提示されてきたが、プルシナー率いるプリオン説推進派の勢いの前に無視されがちであった。しかし、このようにデータを再検討してみると、図らずもプルシナーのデータそのものからも両者の振る舞いは一致していないことがわかるのである。

電離放射線による不活性化実験の問題点

では、次に、プリオン説が確立されるにあたって、大きな基礎となったデータ、すなわちティクバー・アルパーによってなされた実験の再検討を行ってみよう。第3章で見たように、ティクバー・アルパーは、電離放射線による感染性減少のデータから、スクレイピー病原体のゲノムサイズを推定した（60-62ページ参照）。スクレイピー病原体を不活性化するためには、きわめて強度の高い電離放射線が必要であることからアルパーは、スクレイピー病原体には核酸が含まれていないとの大胆な仮説を立てた。これがプリオン説に引き継がれたわけだが、はたしてこの実験は正しかったのだろうか。

電離放射線によるゲノムサイズの推定が行われた当時（一九六〇年代後半）、検量線（未知のものを推定するために使われた既知の数値からなる回帰直線）を作成するのに使われたウイルスのゲノムサイズはほとんどが概算値だった。また、ウイルスが二本鎖DNAウイルスであろうが、一本鎖DNAもしくはRNAウイルスであろうが、十把一からげに扱われていた（正確な分類がなされていなかった。二本鎖DNAは、相補的に情報をコードしているので、一本鎖核酸に比べて修復がなされやすい）。制限酵素地図の作成やシークエンス技術の発展によりウイルスゲノムの正確なサイズが確定したのは、ずっと後になってからである。

そこで、電離放射線によるウイルス不活性化のデータ（D_{37}値）を、遺伝子バンクなどのデータからアップデートされたゲノムサイズに対してあらためてプロットしなおした図が作成された。それが、**図6-2**である。ご覧のように、ウイルスが二本鎖核酸を持っている（Ⓐ）か、一本鎖核酸を持っている（Ⓑ）かによって、検量線（回帰直線）の傾きは大きく異なる。当時、ティクバー・アルパーらが適用した回帰直線はこの図の点線で示される。この点線から導き出された結論の修正が必要であることは明白である。

スクレイピー病原体のデータを、この新しい検量線にあわせて推計してみよう。スクレイピー病原体を不活性化するのに必要な電離放射線の強度（D_{37}値）は、約4.5×10^6ラドである（このデータ

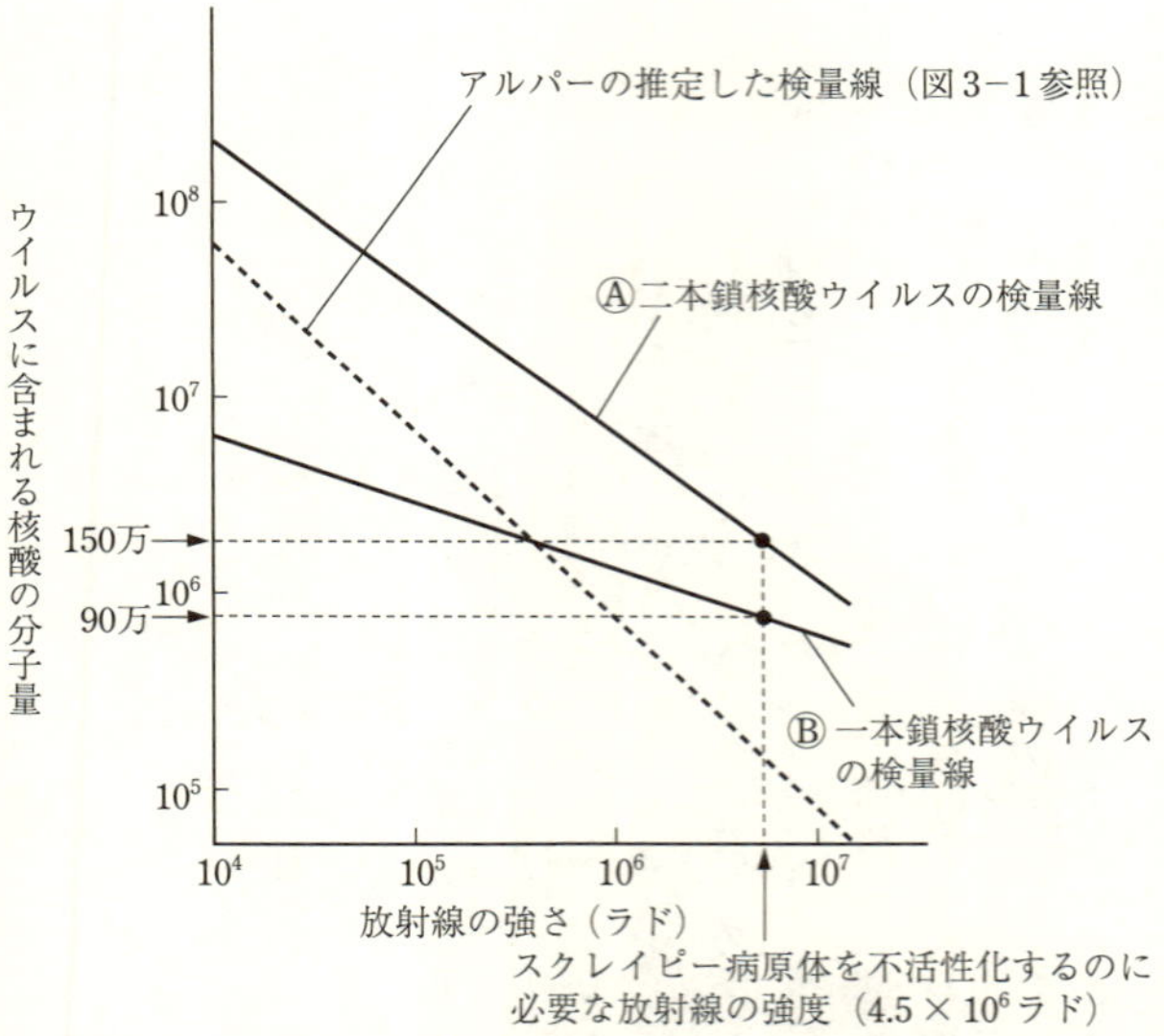

注　スクレイピー病原体が二本鎖核酸ウイルスであるか、一本鎖核酸ウイルスかによって、推定される分子量が異なる。ちなみに、二本鎖核酸ウイルスだったら分子量は約150万、一本鎖核酸ウイルスだったら約90万と推定される。

（ローワー博士のデータをもとに作成）

図6−2　ウイルスの不活性化に必要な電離放射線の強度と含まれる核酸のサイズの関係（最新のウイルスゲノムサイズのデータにもとづいてプロットをやりなおした図）

は、アルパー以降、繰り返し実験されて確定している）。もし、二本鎖核酸を持つとすれば、分子量一五〇万、一本鎖核酸を持つとすれば、分子量九〇万である。これは、約二二七二塩基対、または二七二七ヌクレオチドの核酸に相当する。現在知られている最小のウイルスゲノムは、ブタ小型球形ウイルスの分子量約五八万（一七五〇ヌクレオチド）である。したがって、スクレイピー病原体を、核酸を持ち得ないほどの非常に小さな、これまでに見つかったことのないものであると結論したアルパーの考察には飛躍があったことになる。

病原体粒子の推定データ

スクレイピー病原体が通常のウイルスよりもずっと小さいサイズであると推定された実験データは、この電離放射線による推計の他に多数の知見がある。一つは限外濾過フィルターという微小な網目を持つ〝ふるい〟に病原サンプルを通したとき、感染性が通過できるかどうかを調べる実験である。もともと、細菌よりも小さいウイルスが発見された経緯は、感染性が素焼きの陶板を通過できたという知見から開始された。細菌の平均的な大きさは、直径数千nm〈ナノメートル〉（数マイクロメートル）程度だが、通常のウイルスは、直径数十nm程度しかない（89ページ、図4-1、図4-2参照）。スクレイピー病原体はこれよりもさらに小さいというのである。限外濾過フィルターは、その網目の密度によって各種のものがある。スクレイピー病原体が限外濾過フィルターを通過できたとする実験データは、病原体の大きさをおよそ三〇-五〇nmとしているものが多い。中には、数nmの網目しかないフィルターを通過できたというデータまである。

フィルター通過実験の問題は、使用されたフィルターが本当に目的とするサイズを有効に分別できたかどうか、実験の前後にサイズが既知の対照サンプルを使って検定を行う必要がある。たとえば、サイズが判明しているウイルスとタンパク質を使って、フィルターが本当にウイルスは通過させず、それよりも小さなタンパク質だけを通過させることを実証しなければならない。しかし、そのような検証を行ったデータはほとんどない。フィルターの網目は繊維の組み合わせによって形成されており、製品の通過粒子サイズの表示はあくまで平均的なものでしかない。サンプルが球形でなく、細長い棒状のものであれば、小さな網目を縦方向に通過できる。また、フィルター自体のロットぶれや微小な傷やリーク（漏れ）がある場合も多い。だからフィルターの検定は是非とも必要である。

フィルター以外にも、ゲル濾過、ゲル電気泳動、密度勾配（こうばい）遠心、高速液体クロマトグラフィー（HPLC）などによって感染性を分別して、病原体のサイズを推定したデータがあるが、その推計はまちまちである。プリオン説の出発点となったプルシナーの論文では、日本製のゲル濾過カラムを用いたHPLCによって、感染性が分子量およそ五万付近にピークとなって検出されたとする予備知見的データが提示されている。分子量五万は、ウイルス粒子としては小さすぎ、タンパク質分子一つ程度の大きさでしかない。これが後にプリオンタンパク質の発見へとつながっていくことになる。

彼らは、脳サンプルの不溶性凝集タンパク質を可溶化するために（水に溶けない沈澱物や凝集物を無理やり溶かした均一な溶液でないとHPLCが目詰まりを起こし、分離に供することができない）特殊な界面活性剤を使っている。界面活性剤はタンパク分子を包み込んで籠状の複合体（ミセル）を形成して、サンプルとHPLCカラムとの相互作用を変化させることがある。不思議なことに、このＨＰＬＣによる精製法はその詳細はおろか、病原体精製の方法として彼らの論文でも、他の研究者の論文でも、以降、二度と触れられていない。

しかも、その後のプリオン説の展開によれば、感染性は、異常型プリオンタンパク質単体にあるというよりも、それが凝集してできた高分子アミロイド自体に存在していると示唆するデータが蓄積していった（感染性を持ったスクレイピー関連微小繊維〈ＳＡＦ〉またの名をプリオンロッドは、直径一〇‐二〇nm、長さ一〇〇‐一〇〇〇nm以上の巨大分子である）。ならば、病原体は三〇‐五〇nmのフィルターを通過し、分子量五万の分画に感染性が見られたというこの初期のデータは、以降の知見とは矛盾することになる。つまりこれは再現性のあるデータとはいえないものである。

この他、感染性をゲル電気泳動法で精製する試みがなされ、ここでも感染性はきわめて小さなサイズを持っていることが示唆された。しかし、ここで使われたゲルは通常、核酸の分離に使われるもので（分子量マーカーも核酸断片が使用されている）、核酸のようにマイナスに帯電しているものは、分子量に応じて、ゲルの網目の分子ふるいによって小さいものから大きなものへ分離されるが、帯電の様子が未知のウイルス粒子はどのように挙動するか不明である。したがってこの方法も病原体のサイズを知るために有効な方法とはいえない。

以上のように、過去、伝達性スポンジ状脳症病原体のサイズを推測する数多くの知見が出されたが、今あらためて再検討してみると、いずれも決め手に欠けるものであった。病原体はウイルスと考えるには小さすぎ、タンパク質分子のサイズであるとの結論は正当化できない。

不活性化実験の再検討

伝達性スポンジ状脳症の病原体が、通常のウイルスとは考えにくい材料として、その不活性化操作への異常な抵抗性がある。たとえば、過去の実験では、スクレイピー病原体は、摂氏一〇〇度もしくは一二一度、六〇分の煮沸でも生き残る、ホルマリン漬けや顕微鏡切片を作るためにロウで固めた脳サンプル（パラフィン包埋）にも感染性がある、紫外線照射にも抵抗する、塩素剤、ヨウ素剤、アルデヒド、フェノール、過酸化水素、四級アミンなどの殺菌剤、殺ウイルス剤の処理にも抵抗する、などの知見が集積されている。

感染性の残存は、不活性化処理の後、そのサンプルを動物に投与して発症をもたらすかどうか調べることによって測定される。多くの場合、発症すれば感染性が残っていると判断され、十分な定量的解析がなおざりになる傾向がある。そして動物に投与して発症を見るバイオアッセイ法は、希釈による測定を行うので誤差を生み出しやすい。

たとえば、ある不活性化操作で、もとの病原体の九九％が殺されたときを考えてみよう。通常の思考では〝ほとんど死滅させた〟ことになる。しかし、サンプル中には、なお一％の病原体が残存している。もし、不活性化操作後のサンプルを実験動物に投与すると、病原体は増殖してスクレイピー病をもたらすはずである。これは九九・九％が不活性化され、〇・一％が残存した場合でもそれほど変わらない。残存の程度は、〇・一％と一％とでは一〇倍も違うように見えるが、病原体にとっては三－四回コピーを繰り返せば（二の四乗は一六）軽く追いつける差である。つまり発症するかしないかだけで見ると死滅の程度はまったくわからない。おそらくスクレイピー病の初期の研究ではこのようなデータをもって、〝病原体は不死身である〟と解釈されてしまったことも多かったはずである。不活性化の程度を知るには、定量的なアプローチが必要となってくる。

サンプル中にどの程度、病原体が残っているかは、バイオアッセイでしか検定できない。しかし、第3章で述べたように、伝達性スポンジ状脳症のバイオアッセイは一〇倍希釈刻み程度の精度しか持ち得ない。あるサンプルAと、Aに不活性化処理（たとえば加熱）を施したBを比べてみよう。サンプルAは、77ページの図3－4にあるように八回の系列希釈を行った時点で限界希釈点に達したとする。この時点が感染単位1となり、これを逆算して、サンプルAの感染力価は一〇の八乗と算出される。この数値はサンプルAに、一〇の八乗個の病原体が含まれていると見なせる。さて、サンプルAを摂氏一〇〇度、六〇分煮沸して病原体の不活性化処理を試みた。すると九九％の病原体は死滅したが、一％が生き残ったとしよう（私たちは〝神の目〟で見ていると考えていただきたい）。つまりサンプルBに含まれる病原体の数は、Aの一〇〇分の一である。

つまりBにはまだ一〇の六乗個の病原体が生き残っている。これをバイオアッセイにかける。すると六回の希釈を繰り返した時点で限界希釈点となり、このとき初めてBの感染力価が、一〇の六乗と算出できる。つまり、このような大規模な動物実験を行わないと正確な不活性化の程度は判明しないし、不活性化が九九％達成できても限界希釈点は二段階しか移動しない（八回希釈と六回希釈）。動物を用いるバイオアッセイ実験では、変動や誤差はつきもので、希釈点が一段ずれることなどはしばしば起こる。そうなると九九％の不活性化が起こっていてもそれが正確に評価できない場合があり、また九〇％、九九％、九九・九％のような不活性化の程度差も正確には峻別しにくい場合があり得る。不活性化実験に内在するこのような技術的限界を考慮したうえで、さらに考察を進めたい。それは、不活性化処理における病原体の残存、という問題についてである。

スクレイピー病原体の不死身伝説への疑問

病原体の不活性化実験においては、不活性化操作後、わずかな残存があるのはよく知られた事実である。これは特に病原体サンプルが未精製の状態、たとえばスクレイピー病原体がしばしば脳のホモジネート（懸濁）サンプルとして実験に供されることと関係している。ウイルスなどの病原体粒子は、単独で水中に分散しているわけではなく、さまざまな細胞成分と結合して保護されている。また粒子自身も凝集体を作っていて、凝集体の表面に位置するものと内部深くにあるものとでは不活性化処理に対する感受性が異なるのは当然である。脳の組織と病原体が一緒に存在すれば、病原体が通常の熱に弱いウイルスであっても、不活性化処理から保護されて残存する。

図6-3は、米国のローワー博士が行った実験である。四種のバクテリオファージ（大腸菌に取りつくウイルス）は、いずれも単独で水中に分散している場合は（図6-3の∅、◇、□、▽）、塩素処理を数分行っただけで、速やかに不活性化されて、もとの病原力価の一〇万分の一から一〇〇万分の一にまで減少する。つまりほとんどが死滅する。ところが、これを脳のホモジネートと混ぜて同じ実験を行うと、ファージは、大部分が速やかに不活性化されるものの、ごく一部は不活性化操作に抵抗して生き残り、それらは処理時間を長くしてもなかなか減少していかない。図6-3の●と◆で表されたファージは、数分の処理後、一万分の一（〇・〇一％）が残る。これらはおそらく脳細胞の断片にその身を隠し、塩素処理から逃れているのである。

スクレイピー病原体の不活性化実験もまさにこれに類似している。スクレイピー病原体は純粋に精製できないので、不活性化実験は常に、脳のホモジネートと混在したサンプルで行われてきた。そのようなスクレイピーになった羊の脳サンプルを使って塩素処理実験を行ってみた（図6-3の●）。最初の数分の処理で、もとの感染性（病原性）の九九・九％は死滅する。これはごく普通のウイルスの性質とあまりかわりがない。しかし残りの〇・一％は、塩素処理から逃れて残存し、その後も抵抗を続ける。これは、病原体そのものに抵抗性が備わっているというより、むしろ脳の細胞成分に保護されているごく一部分のスクレイピー病原体の挙動だといえる。塩素処理で速やかに不活性化されるスクレイピー病原体の九九・九％の部分は、通常のバクテリオファージと変わらない性質である。

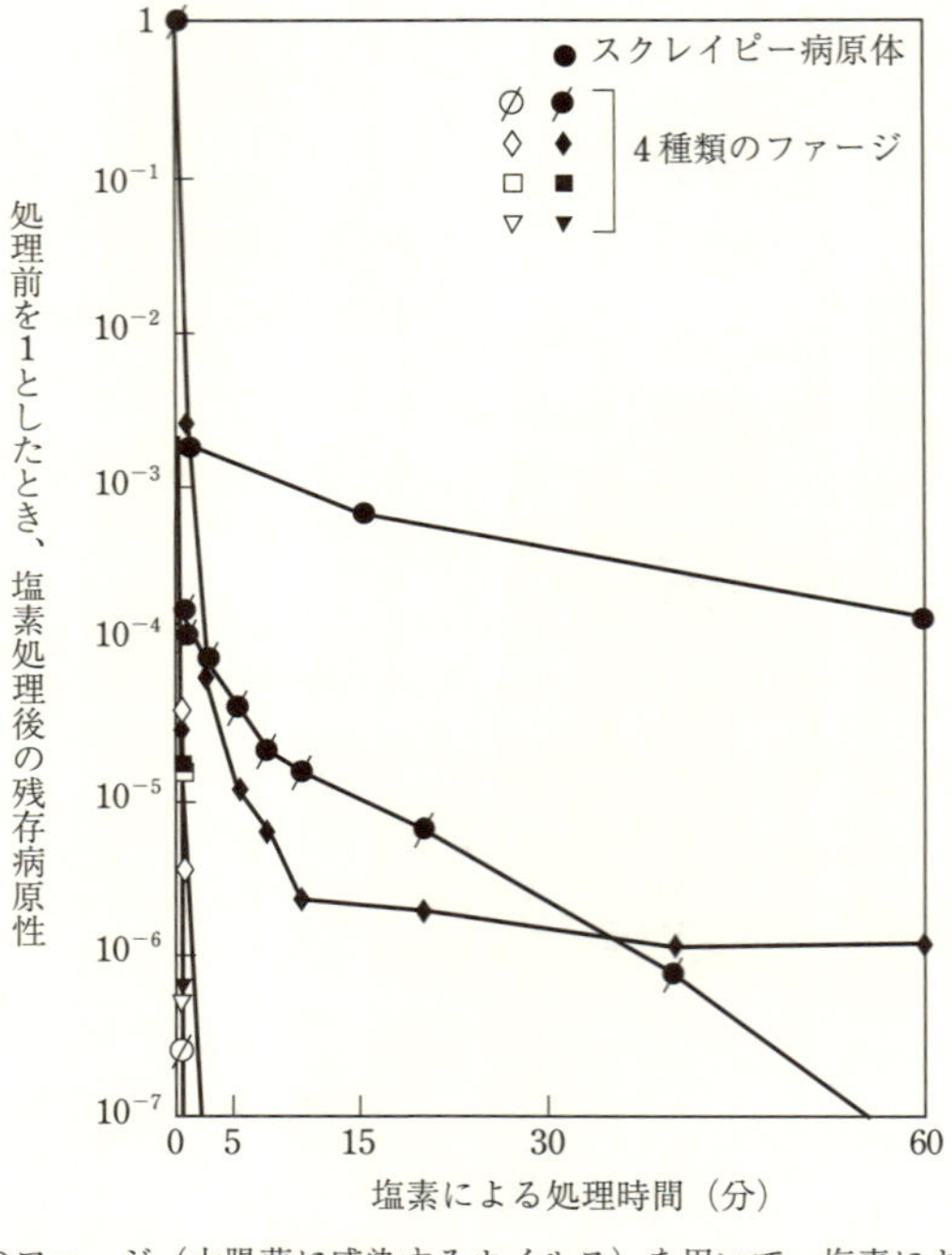

4種類のファージ（大腸菌に感染するウイルス）を用いて、塩素による不活性化実験を行った。単独で水中に分散しているとき（∅、◇、□、▽）は数分以内に10万分の1以下まで不活性化される。しかし、脳のホモジネートと混ぜて塩素処理を行うと（●、♦、■、▼）いずれも不活性化に抵抗を示す。スクレイピー脳サンプル内のスクレイピー病原体の挙動（●）も似ている。（ローワー博士のデータをもとに作成）

図6−3　脳のホモジネートと混ぜた病原体はなかなか不活性化されない

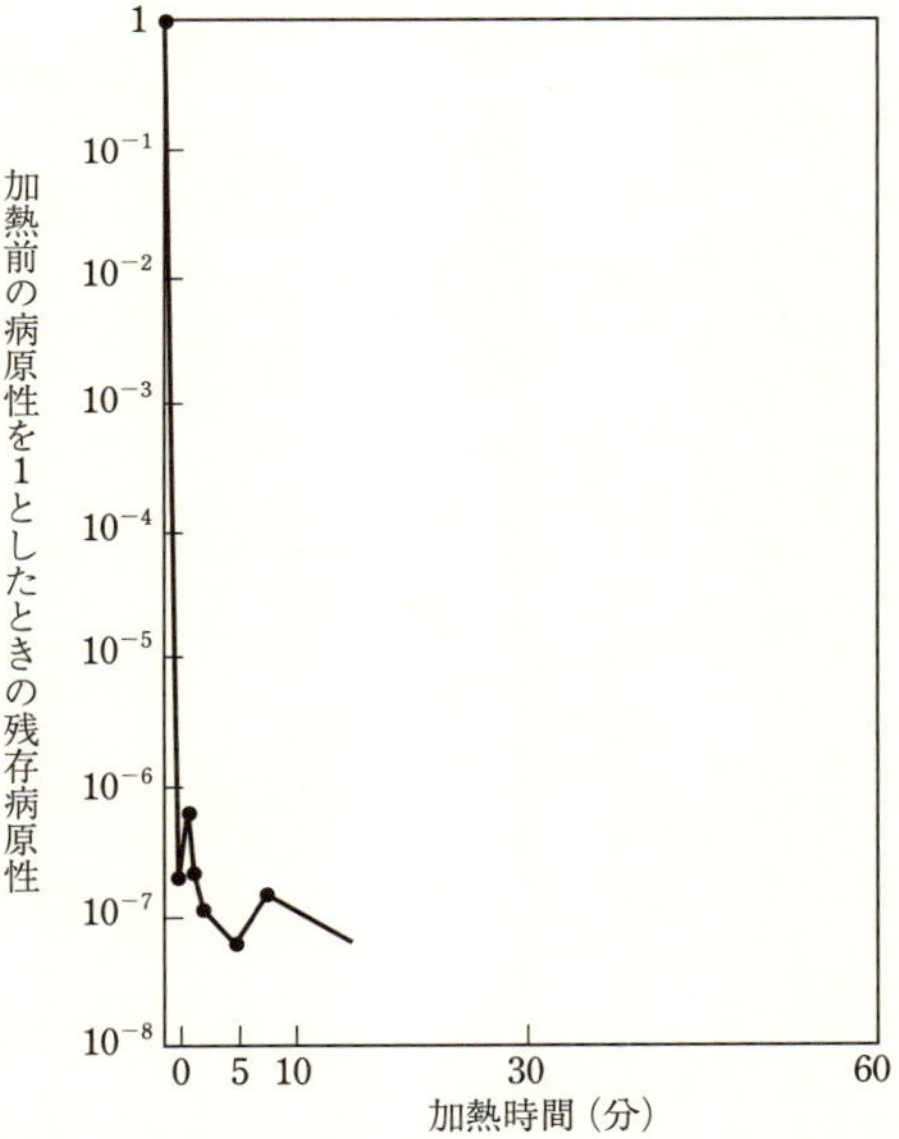

スクレイピー脳サンプルを121℃で加熱後、残存している病原性をバイオアッセイで測定した。加熱前の病原性を1とする（たとえば10^{-3}とは1000分の1になるということ）。　　　（ローワー博士のデータをもとに作成）

図6－4　スクレイピー脳サンプルを高温加熱後に測定した残存病原性

図6-4は、同じくローワー博士が、あらためてスクレイピー病原体の耐熱性を調べてみたデータである。摂氏一二一度で加熱処理を行うと、最初の数分以内にスクレイピー病原体は、その一〇〇万分の一にまで減少する。この熱感受性は普通の細菌、ウイルスと同じようなものである。しかし、わずかな残存活性はその後も残る。もし、このサンプルをまったく希釈することなく動物に投与すれば、その動物は発症する。過去に行われた耐熱性

データのほとんどが、このような定性的な実験だったのではないかと考えられるのである。

スクレイピー病原体の性状を推察するにあたって、不活性化の初期に減滅する部分を見ずに、その後に残るごく一部の抵抗性が強調されることによって、スクレイピー病原体の不死身伝説ができ上がったと考えられる。したがって、過去の不活性化実験のデータだけから、スクレイピー病原体が、非定常的な、これまでに考えられないような特別な病原体であると解釈するのは、明らかに飛躍した思考プロセスであるといえる。

コラム　酵母プリオン

プリオン説を支持する強力な援軍は意外なところからも現れた。酵母である。酵母は単細胞真核生物であり、そのゲノム中にはプリオンタンパク質に類似した遺伝子があるわけではない。しかし、プリオン説に合致する〝感染性を有した変性タンパク質〟が存在するのである。

ある特殊な酵母は、特別な栄養素を欠損した条件では増殖できない。その栄養素を作る機構が欠損しているからである。しかし、細胞内のSup35と呼ばれるタンパク質が変性し、繊維状の凝集体（アミロイド）を形成すると、栄養素を欠損した条件下でも増殖できるようになる。

これは、栄養素の合成をストップさせていたSup35というタンパク質が正常に機能しなくなったことで、その栄養素を合成する能力を回復したからだと考えられている。このように、一部のタンパク質は、特定の遺伝子の発現をストップする機構を解除する「鍵」の役割を果たしている。

ここまでは、よくある遺伝子変異とその回復現象である。不思議な現象がわかったのは、この先である。アミロイド形成を行う酵母とアミロイド形成を行わない酵母を接合させる。その後、接合酵母から四つの胞子をとる。胞子は接合酵母から減数分裂によってできるので、メンデルの法則にしたがえば、二つはアミロイド形成型、残りの二つはアミロイド非形成型となるはずである。しかし実験結果は違った。全部が、アミロイド形成型となったのである。つまり、アミロイド形成型という性質は、遺伝の法則にしたがわず、細胞質を経て伝達されている（細胞質遺伝）。そして、外部からやってきたアミロイドは、細胞に存在している正常型のＳｕｐ35タンパク質をアミロイドに転換させてしまうと解釈できる。これはまさに〝プリオン現象〟である。

タンパク質自身が感染性を持ち、自分が鋳型となって同類の仲間を増やしていくというプリオン説が主張する現象が、高等動物の伝達性スポンジ状脳症だけでなく、微生物にまで存在している。酵母におけるこの観察結果は、プリオン現象が、普遍的な生物学的メカニズムであることの証拠だとされて、大いにプリオン説の信憑性を増進させることになった。

ただし、酵母のＳｕｐ35タンパク質は、高等動物におけるプリオンタンパク質とは、アミノ酸配列の共通性はまったくない完全に別のタンパク質である。現時点でいえることは、現象面が類似しているということだけである。酵母は実験の対象として、高等動物よりもはるかに詳しい遺伝学的解析が可能で、Ｓｕｐ35現象の他に類似の現象（Ｕｒｅ２）も見出され、研究が急速に進展している。現に、Ｓｕｐ35のアミロイドが形成されるか否かは、ＨＳＰ１０４という分子シャペロン（タンパク質の折りたたみを制御するタンパク質）の発現量と関係していることが判明した。さらに、酵母から取り出したＳｕｐ35アミロイドを別の酵母に取り込ませると、その酵母がアミロイド形成型に変わることも示された。つまり、アミロイド形成の機構解明と感染実験に直接成功したのである。

しかし、高等動物におけるプリオン現象は、酵母のＳｕｐ35現象ほど明確に解明されているわけではない。実は、二つの現象は似ているものの、まったく別の生物学的過程である可能性も否定できない。

第7章 ウイルスの存在を示唆するデータ

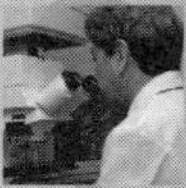

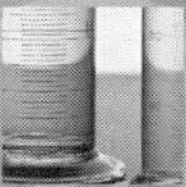

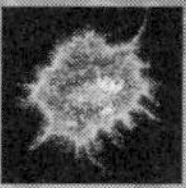

次のような奇妙な実験データが知られている。スクレイピー病にかかった羊の脳サンプルを健康なマウスの脳に注射すると、そのマウスをスクレイピー病にすることができる。つまり伝達が可能である。スクレイピー病の発症を客観的に判断するため、歩行の異常や平均台に乗せた際の保持時間などいくつかの診断クライテリアがある。それを使って発症までの潜伏期を測定した。

奇妙なのはここから先である。第一世代、つまり羊の脳サンプルをホモジネート（機械的につぶして均一化すること）して一定の量、健康な複数のマウスに注射すると、このマウスたちは発症までに平均二一三日の潜伏期を示した。今度はこのマウスの脳を、羊の脳サンプルを調製した際と同じくホモジネートして、一定のタンパク質濃度に希釈する。これは病原体の投与量を揃えるためである。

そして、このマウスの脳を第二世代の健康なマウスの脳に注射して経過を観察する。すると意外なことに、発症までの潜伏期は短縮されて平均一八〇日となった。

潜伏期の短縮現象

潜伏期の短縮は、投与した病原体が多かったからとは考えにくい。タンパク質の濃度を揃えているからである。発症した動物の脳には最大程度に増殖した病原体が存在するので、それを一定量に希釈したサンプルには、ほぼ同程度の病原体が含まれる。羊の脳とマウスの脳に違いがあるかもしれないという反論は次の実験で棄却できる。すなわち、この第二世代のマウスが発症した後、この脳からまったく同様に脳ホモジネートサンプルを調製し、タンパク質濃度を揃えて、第三世代の健康なマウスの脳に接種した。すると三たび、潜伏期は短縮し、病気の最初の兆候が現れるまでは、平均一一二日に縮まったのである。まったく同様の実験（これを継代実験という）を繰り返すと、これ以降は短縮が起こらず一一〇－一三〇日程度で安定した。つまり継代を繰り返すと潜伏期はどんどん短縮されていき、ようやくある飽和点に達する。最初、スクレイピー病羊の脳サンプルを接種したときに比べると、潜伏期はなんと約二分の一にまで短縮されてしまった。同様の潜伏期短縮現象は、羊スクレイピー病原体をハムスターに投与する実験でも示されている。一定量の脳サンプルに含まれる病原体の濃度が一定だとすると、これはいったいどういうことだろうか。病原体自体が〝変化〟して、より潜伏期の短い、つまりより増殖速度の速い、凶悪な病原体に進化したとでもいうのだろうか。

まさにそのとおりである。この現象は病原体がウイルスのような可変的なもの（変異を起こすもの）だとしか考えようがなく、タンパク質自体が犯人だとするプリオン説からはうまく説明できない。なぜなら、プリオンタンパク質のアミノ酸配列自体は変異のしようがないからである。スクレイピー病羊の脳にあったプリオンタンパク質と、それが鋳型となって変化をもたらしたマウスのプリオンタンパク質は確かにアミノ酸配列が若干異なるが、マウスを継代実験していった過程では、アミノ酸配列自体に変化はありえない。異常型そのものが、〝より凶悪な異常型〟に変化したのだと強弁する以外に説明できないが、まったく同じアミノ酸配列を有するマウス正常型プリオンタンパク質が、継代ごとに異なるタイプの、しかもより増殖能力の高い異常型に変化するとは考えがたい。

もしそう考えるなら、正常型プリオンタンパク質の変性には複数のパターンがあり、複数のパターンの立体構造を持つ異常型が進化論的な淘汰（とうた）を受けるという、新たな前提条件とメカニズムを想定しないとならなくなる。しかしいまのところ、継代の経過で生じる異常型プリオンタンパク質に何らかの生化学的な差異（たとえばプロティナーゼKに対する抵抗性が異なるなど）は見つかっていない。

そもそも、ある少数の原理から多数の現象を説明しうるのが、科学的仮説の特性である。説明できない現象が現れるたびに新たなメカニズムや因子を想定するのは、混乱を助長するだけである。プリオン説には、実際、異なる立体構造を想定する考え方や、そのプロセスを補助する〝タンパク質X〟などの仮想的分子が考えられているが、いずれも空想の域を出ていない。

つじつまが合うウイルス説

むしろ、この潜伏期の短縮現象は、古典的な病原微生物学からよりシンプルに説明が可能である。スクレイピー病の病原体が、ウイルスのように遺伝子核酸を持っていて、それが一定の変異を常に引き起こすと考えれば、羊の脳の中で、スクレイピー病病原体は、宿主としての羊の環境に対してもっとも適したものが多数派を占めているはずである。現に、多くのウイルスはその増殖過程で、高等生物ほど厳密な核酸複製ミスの校正メカニズムを持っていないため、より高い頻度で変異が生じている。しかも増殖速度が速いので多数の変異体が発生する。その中でより環境に適したもの（宿主の中でより早く増殖できるもの）が選抜される。予防注射を打って、抗体を準備しておいても、それをかいくぐって必ず異なるタイプのインフルエンザウイルス株（ホンコン何型というような）が流行するのはそのためである。

マウスの脳内でも、スクレイピー病原体は増殖していくはずだが、ある変異体は、これまで多数派を占めていた羊適応型よりも、わずかながら増殖速度が早く、よりマウスに適したものだったと仮定しよう。このマウス適応型の変異体はもともとごく少数派だったから、第一世代のマウス脳内では、多数派に伍してそのポピュレーションを増やすのは容易ではない。

しかし、増殖速度に勝るので、第一世代の潜伏期間に、いくぶんかの勢力拡大に成功するはずである。そこから第二世代での競争が始まる。マウス適応型の病原体は、第一世代のスタート時点よりは、仲間を増やしている分、有利な戦いができる。羊適応型も生き残っているはずだから、両者が競合しながらあいまって、発症に至る臨界点まで増殖するのに必要な時間は第一世代よりは短縮されるはずである。そしてその分、マウス適応型はより勢力を拡大しているはずである。こうして継代が進むにつれ、新しい宿主に適合して増殖速度に勝るマウス適応型の比率がどんどん高まっていく。数世代経過するうちに、旧来の羊型は完全に駆逐され、マウス適応型がほぼ完全に脳内のドミナント（多数派）勢力となる。このとき、潜伏期間は最短となり、マウス適応型には（さらに進化型が現れない限り）潜伏期の短縮はこれ以上起こらない。このように説明が可能なのである。

スクレイピーには多数の「株」がある

伝達性スポンジ状脳症の真の犯人は、遺伝子核酸を持った可変的な病原体である、と仮定すると、この病気をめぐるもう一つの難題も説明が可能となる。それは、過去、詳しく研究されてきスポンジ状脳症の主な特徴を示しつつも、少しずつ潜伏期や症状が異なるという謎である。

あるタイプのスクレイピー病にかかった羊の脳サンプルを健康な羊に接種すると、潜伏期の長さ、冒される脳の部位、臨床症状の様子などの特徴がそのまま保存された形で病気を伝達できる。また別のタイプのスクレイピー病にかかった羊の脳サンプルを使って実験を行うと、このタイプのスクレイピー病が伝達される。このようにして、羊のスクレイピー病は、長潜伏期型、短潜伏期型、また症状に応じて掻痒型、麻痺型などの「株」に分類可能となり、いまやその数は二〇種類を超える。株の特徴は、継代によって保存される。また、株は同一の宿主内で競合しうる。たとえば、長潜伏期型と短潜伏期型とを同時に同一の羊に接種すると、羊は短い潜伏期を経て発病し、その羊の脳から得られた病原サンプルは、短潜伏期型となる。これは、短潜伏期型が増殖競争に勝って、多数派を形成するからと考えればよい。

宿主の内部から、〝変異株〟を分離した実験例もある。あるタイプの株をきわめて希釈して羊に投与し、その羊がまだ潜伏期にあるうちに脳を取って、そこからホモジネートを作る。これを再び希釈して複数の羊に投与する。すると羊によって潜伏期が異なる病状を示す。つまり株が分離されたことになる。これは、希釈して投与することによって多数派が変異体を駆逐するまでに時間を稼ぎ、その変異体をさらなる希釈によって多数派から分離できたと説明できる。

このように株の存在は、変異を生成しうる遺伝子を持つ病原体を想定すれば容易に解釈できる。しかし、これを異常型プリオンタンパク質だけから説明することはそれほど容易ではない。前述したように、羊のプリオンタンパク質のアミノ酸配列は品種にかかわらずほぼ同一であり、その変性プロセスで変異体が生じたり、それが他を駆逐したりするというメカニズムを考えることは難しい。プリオン説は、スクレイピー病株の存在を、立体構造が微妙に異なる異常型プリオンタンパク質を想定して説明しようとしているが、かなり苦しいといわざるを得ない。

種の壁

第1章で触れたように、イギリスでアウトブレイクした狂牛病は、もとはといえば羊のスクレイピー病病原体が、病死体をリサイクルした飼料、すなわち肉骨粉中に残存して、羊から牛へと種の壁を越えて乗り移ってきたと推測されている。しかし、その後の調査で、一つ不可思議な点が浮かび上がってきた。過去、羊のスクレイピー病は詳しく研究されており、二〇種類を超える株が存在していることはすでに述べたとおりである。しかし、狂牛病にかかった牛から得られた病原サンプルは、これまで知られているどのタイプのスクレイピー病株とも異なる特徴（脳病変の部位や生化学的特徴）を示していた。また、狂牛病禍をもたらした汚染肉骨粉を与えられた羊が、狂牛病の羊版（sheep BSE）を発病したケースが報告された。この羊の病状も、これまで知られているどのタイプのスクレイピー病株とも違っていた。このことから、従来の仮説、つまり羊スクレイピー病が牛に直接移行してきたのではないかもしれない、との疑義が出されることとなった。しかし、病原体が、新しい宿主に対してより適合したタイプに変異し、それが淘汰によって選抜されると考えれば、羊スクレイピー病病原体が、牛に感染しやすい（牛で増殖しやすい）タイプに「進化」したとも説明できる。レンダリングによる死体の飼料化は、スクレイピー病病原体に、ある意味でわざわざ進化の実験場を提供していたともいえるのである。レンダリング過程で、より熱に強いタイプが選択され、それが石油燃料節約のためのレンダリング工程の変更によって（第1章参照）一気に牛へ移行したとも考えうる。

いずれにしても、病原体が可変的である、言葉を換えていうならば、新しい宿主や環境を求めて進化しうるのであれば、このことは食の安全を考えるうえでも重大な問題となる。つまり、いくらこれまで伝達された事例や実験データがないからといって、狂牛病が他の種にうつらないと断言できないということである。牛や羊の死体から作られた肉骨粉は、日本では全面的に焼却処理されている。しかし、米国では、さすがに牛に与えることは禁止されたものの、牛以外の家畜、ブタやニワトリ、ペット、養殖魚などの飼料として肉骨粉を使用することは規制されていない。誤用や混用の危険性もさることながら、このような死体のリサイクルを繰り返すことは、病原体に変異のチャンスを与えているのと同義語である。

また、病畜の臓器や部位を安全部位と危険部位に分ける考え方にも、より一層の慎重さが求められよう。なぜなら、これまで安全とされていた部位でも、増殖可能な変異体が出現する可能性はいくらでもあるからだ。現に、牛では特定危険部位とされていない脾臓は、羊スクレイピー病ではもっとも感染性（病原性）の高い部位の一つであり、マウスやハムスターでも同様である（この病原体がリンパ組織を初期の増殖の場としていることから考えれば、主要なリンパ集積臓器である脾臓がターゲットとなるのは当然である）。ＷＨＯが勧告するとおり、病畜はその個体全体を廃棄・焼却処分して、再び食物連鎖に入り込まないようにすることが安全対策上重要なのである。

念のため付け加えるなら、病原体が可変的だという事実は、観察結果からいえることであって、病原体の正体がどのようなものであっても（たとえウイルスのようなものであろうと、タンパク質単独で形成されているものであっても）その事実は変わらない。だから、病原体の正体によって、安全対策の基本的な考え方が変化するわけではない。

孤発性の伝達性スポンジ状脳症はどのように説明しうるか

タンパク質が、酸化ストレスや熱の影響をうけて変性し、構造が変化することはあり得る。また、タンパク質が合成途上、折りたたまれて一定の構造を形成するとき、何らかの手違いでそれがうまく進行しないこともありうる（ミス・フォールディング）。細胞内には、ミス・フォールディングを防ぐ仕組みや修復の仕組み、あるいは変性したタンパク質を効率よく取り除き、分解する仕組みが備わっている（タンパク質のクオリティ・コントロール）。異常型プリオンタンパク質の生成が、このようなクオリティ・コントロールからの「漏れ」と考えることは可能である。

また、点突然変異によってタンパク質の構造形成がうまくいかず、それらが沈澱物となってしまうケースや、変異によって正常なプロセシング（タンパク質が完成してから以降の修飾過程）が阻害され、沈澱しやすいタンパク質が生成するケース、タンパク質の切断にともなって生じるペプチド断片が凝集するケースなどもある（アルツハイマー病がそうである）。しかし、これらのどれ一つをとっても変性してできたタンパク質に感染性はないし（アルツハイマー病の脳サンプルを、他の動物に注射して病気をうつすことはできない）、また変性した異常型タンパク質が正常型タンパク質を変性させる作用もいっさい確認されたためしはない。

しかしプリオンタンパク質だけが特殊なケースであるというなら、次のような思考実験が可能となる。まずは孤発性のケースから検討してみよう。プリオンタンパク質が非常に稀な確率ながら、ランダムかつ〝自発的に〟変性し、異常型プリオンタンパク質を生み出し、ひとたび異常型が生成するとこれが核となって連鎖反応が進み発症に至るとしよう。その確率は、ヒトの孤発性ヤコブ病の発症頻度からすると、年間一〇〇万人に一人である。ヒトでも動物でも、基本的には同じプリオンタンパク質を有しており、羊→牛→ヒトへと病気が伝達されたことから考えてもメカニズムが同じだとすると、孤発性の発症確率も同程度と考えてよいはずである。

さて、米国には一億頭の牛が存在する。

したがって、この規模の集団には年間一〇〇例の狂牛病が自然発生することになるが、実際のところそのような気配はない。いくら米国の狂牛病サーベイランス体制が不十分とはいえ、一〇〇例の狂牛病発生を丸々見過ごすことはできまい。さらに狂牛病清浄国のオーストラリアとニュージーランドの場合を見てみよう。オーストラリアには牛三〇〇〇万頭、羊一億二〇〇〇万頭が、ニュージーランドには牛九〇〇万頭、羊四五〇〇万頭が飼育されている。単純計算だと、オーストラリアには狂牛病三〇頭、スクレイピー一二〇頭が、ニュージーランドには狂牛病九頭、スクレイピー四五頭が、毎年、発生することになる。しかし、厳密なサーベイランス体制を敷いて、検疫にも細心の注意を払っているオーストラリアにもニュージーランドにも、過去数十年にわたってこれらの病気の発生は報告されていない。

ニュージーランドでは、一九五〇年代に、オーストラリア以外の外国産羊の輸入を完全に禁止した。一九八四年からはこの規制を一部緩和し、スクレイピーのリスクが低い国からの輸入を認めたが、輸入動物は孤立した島で最低三年間観察飼育が行われ、健康と認められたときのみ、その子供の国内移入が許される。しかし、それも胎仔（たいし）を帝王切開で取り出す方法によるという念の入れようだ（万一、母親が感染している場合、出産時の出血や胎盤と接触することを避けるため）。この結果、一九七七年に発生したスクレイピーを最後に、過去二五年にわたって一度も発症例はない。万一、スクレイピーが発生したときは、同時に輸入されたすべての羊が処分されることになっている。

プリオン病はほんとうに自然発生するのか

これらの事実は、プリオン病が自然に発生するという考え方に再考を迫るものである。しかし、次のような反論が考えられる。つまりオーストラリアやニュージーランドの牛と羊は、プリオン病にかかりにくい遺伝的な性質を持っているのではないか。これまでにいちばん多くのデータが蓄積されている羊のスクレイピー病に関して、病気のかかりやすさとその羊のプリオンタンパク質遺伝子との間に関係があることが判明している。この点を踏まえたうえで、プリオン病の自然発生説について、『ネイチャー』誌に報告された次の研究データを見てみよう。ここでは、さらに詳しい遺伝的解析を行って、プリオン病自然発生説に異を唱えている。

羊のプリオンタンパク質遺伝子の配列を調べると、その大部分は同一だが、個体によって、わずかなアミノ酸置換（点突然変異）が存在していることがわかっている。その変異は、全部で一三のパターンに分類された。つまり血液型が一三種類あるようなものだと考えていただければよい。このような型の違いを遺伝子型（ジェノタイプ）と呼ぶ。さて、これまでの研究で、羊のスクレイピー病の発症と、プリオンタンパク質遺伝子のジェノタイプには次のような関係があることが判明している。スクレイピー病を発症した羊には、ジェノタイプ1型と2型が多く、一方、ジェノタイプ13型の羊はほとんど発症例がない。

この事実を前に、イギリス・エジンバラにある動物衛生研究所（IAH）のハンターらは、次のように考えた。もし、スクレイピーが自然発生するならば（つまり、プリオン説に立つならば）、それは、1型と2型のプリオンタンパク質がより「変性」しやすいタイプだからである。一方、13型は変性しにくいタイプだろう。だから13型の羊はほとんど発症例がない。

さて、イギリスでは過去、多数のスクレイピーが発症している。一方、オーストラリアとニュージーランドはスクレイピー清浄国として知られている。スクレイピーが自然発症するのであれば、過去二五年にわたってスクレイピー発生の報告が一件もないニュージーランドやオーストラリアの羊には、スクレイピーを発症しやすいジェノタイプ1型、2型がほとんど存在せず、発症しにくい13型が多いはずだ。自然発生例が一ケースもないというのは、イギリスに比べて圧倒的にかかりにくい遺伝子型のものに偏っているはずである。

そこで彼らは、イギリス、オーストラリア、ニュージーランドの羊に関して、それぞれ数百頭のサンプルを集めて、ジェノタイプを調べてみた。

結果は意外なものだった。イギリスでもオーストラリアでもニュージーランドでも、ジェノタイプ1型、2型、13型の存在比には、あまり差がなく、オーストラリアにもニュージーランドにも、病気にかかりやすいはずのジェノタイプ1型と2型が、イギリスと同程度に存在していた。一方、かかりにくいはずのジェノタイプ13型を持つ羊は、イギリスにもオーストラリアにもニュージーランドにも存在していた。むしろ、オーストラリアのジェノタイプ13型の存在比率は少ないくらいであった（**図7-1**）。

そこで、ハンターたちはこう結論した。スクレイピーの発症は純粋にプリオンタンパク質遺伝子の型だけからは説明できない。どの型であってもオーストラリアとニュージーランドにいる羊は病気の発生がなく、イギリスにいる羊は発生する。つまり、この差は遺伝子型ではなく、感染

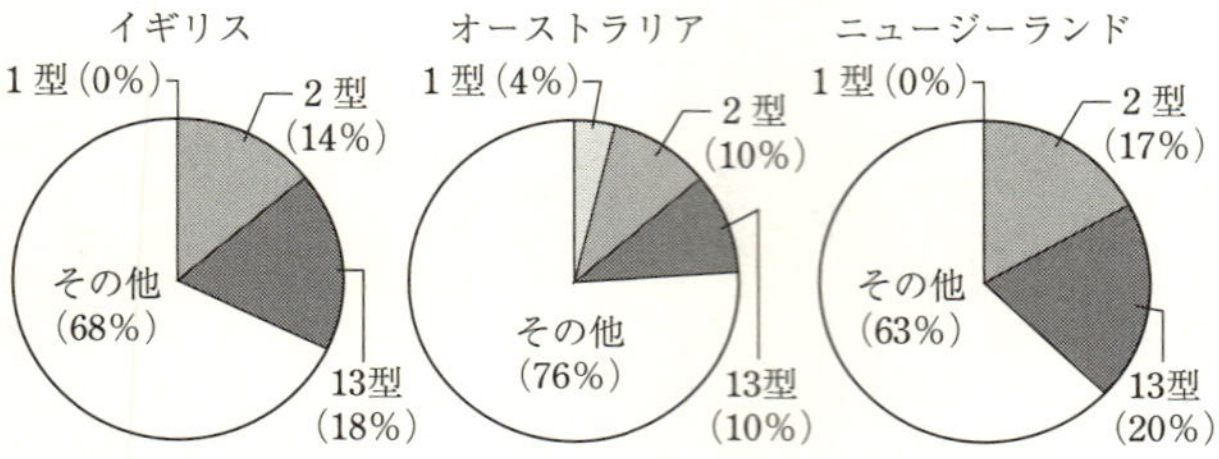

型は遺伝子のタイプ

感染しやすいとされるタイプ（1型、2型）がとくにイギリスに多いわけではない。また、感染しにくいとされるタイプ（13型）がオーストラリアやニュージーランドに多いわけでもない。感染しやすさ、しにくさは、遺伝子のタイプだけからは決まっていないことを示すデータ。

図7−1　羊のプリオンタンパク質遺伝子の遺伝子型国別分類

源の有無である。病気は内部から自然発生的に起こっているのではなく、外部からやってきている。イギリスはその感染源に汚染されているのであり、オーストラリアとニュージーランドは感染源が入ってくるのを防ぐのに成功しているのだ。したがって、万一、オーストラリアやニュージーランドの羊といえども、ひとたびその感染源にさらされれば発症しうることになる。ハンターらは上記のデータをまとめて、一九九七年、『ネイチャー』誌に発表した。彼らの結論は、プリオン病自然発生説を否定し、孤発性であってもその原因は感染であるとの説を支持していることになる。

病原体はどのようにして移動しているのか

狂牛病に代表されるように、家畜に発生したスポンジ状脳症では、病原体はまずエサを介して消化管に入り、消化を免れながら、回腸や扁桃などに取りつく。スクレイピー病では、脾臓、胸腺、唾液腺周辺なども初期に感染性が高まる組織である（感染性の多寡はバイオアッセイによる）。これらの部位に共通するのは、いずれもがリンパ組織である、という点だ。病原体は、リンパ組織で増殖を繰り返した後、長い潜伏期を経て、中枢神経系へと侵攻を開始する。中枢神経系では、まず、脊髄端が冒され、ついで腰椎、頸椎などを経て、脳幹に至る。不溶性の凝集タンパク質である異常型プリオンタンパク質がこのように広範囲に伝播していくことは、にわかには想定しがたい。病原体がどのようなものであるにしても、その移動はいったい何が担っているのだろうか。

スイス・チューリヒ大のアグーチらの研究チームは、一九九七年からさまざまな免疫細胞欠損マウスを使ってこの問題にアプローチした。彼らが試したのは、免疫系のＢ細胞が欠損しているマウス、Ｔ細胞が欠損しているマウス、免疫系の調節をつかさどるインターフェロンγが作れないマウスなどである（これらのマウスは遺伝子工学的に作り出されて、さまざまな実験に供されている）。いずれのマウスも、スクレイピー病脳サンプルを脳に直接注射するとスクレイピー病を発症した。

ところが、同じ脳サンプルを脳以外の末梢（腹腔）に注射すると、病原体が脳に達することができず結果的に発症しないマウスがいたのである。それはＢ細胞欠損マウスだった（Ｔ細胞欠損マウス、インターフェロン欠損マウスは発症した）。この結果をアグーチらは次のように解釈した。病原体は宿主体内に入るとまず、Ｂ細胞に取りつく。そしてこの細胞を第一段階の増殖拠点とするのである。回腸や扁桃、脾臓、胸腺、唾液腺周辺はいずれもＢ細胞が多数集結するリンパ組織である。このことは、これらの組織が、感染初期に感染性（病原性）が高まる部位であることと完全に一致する。

病原体の免疫系B細胞依存性

アグーチらは、この結果をもとに、マウスの実験がヒトにただちに当てはまるかどうかは今後の課題だが、輸血を介して、狂牛病由来の変異型ヤコブ病がヒトからヒトへ伝達される危険性を指摘した。血液中には免疫系のB細胞が循環しているからである。この危惧は後になって現実のものとなった。イギリスで、変異型ヤコブ病の感染者がそうとは知らず供血を行い、それを輸血を受けた人が変異型ヤコブ病に感染した事例である。日本でも厚生労働省が、イギリスをはじめとする狂牛病発生国への滞在経験者の輸血を制限する通達を出したことは記憶に新しい。

ある特定の病原体が、特定のタイプの細胞にのみ感染しうるという事実は、ウイルス感染ではごく普通のことである。特定の細胞の表面に発現している特殊なタンパク質が、ウイルス感染のための足がかり、すなわち感染レセプターとして機能するためである。

白血病ウイルスやエイズウイルスのように、リンパ球をターゲットにするウイルスは多数知られている。スクレイピー病原体の振る舞いも、これら好リンパ球ウイルスの動きとよく似ている。B細胞で増殖したスクレイピー病原体は、おそらくリンパ組織に分布する神経末端と接触することによって、神経線維に乗り移り、これを逆に遡行することによって、中枢へと侵攻するのであろう。

　感染性の高まりが、脊髄端、腰椎、頸椎を経て、脳幹に至る順番は、この遡行性と一致している。B細胞は、神経細胞とともにその細胞表面に、正常型プリオンタンパク質を発現している細胞である。B細胞は、神経細胞とともにその細胞表面に、正常型プリオンタンパク質を発現している細胞である。スクレイピーに代表される伝達性スポンジ状脳症の病原体があたかもウイルス感染ときわめて似た挙動で、いったん、宿主の末梢の細胞に取りつき、そこで増殖してから次第に中枢へと移行することから何が示唆されるのか。病原体がタンパク質そのものであるならば、わざわざ末梢リンパ組織でワンクッションおくことの意味が説明しがたい。つまり病原体が末梢のリンパ球に特異的に感染するということは、病原体と宿主側リンパ球細胞との間に特定の相性が必要だということである。それについては次章で詳しく論じよう。

第8章 アンチ・プリオン説——レセプター仮説

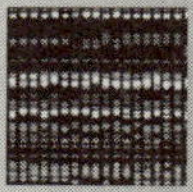

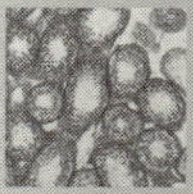

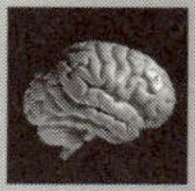

この章では、伝達性スポンジ状脳症の病原体の性質を考えるうえで、プリオン説の弱点を踏まえ、プリオン説以外の考え方、つまり代替的な〝アンチ（反）・プリオン〟仮説が成り立つかどうか検討してみたい。

プリオンタンパク質ノックアウトマウスが、プリオン病にかからないことは、プリオン説に決定的に有利な証拠に見える。また、家族性ヤコブ病とプリオンタンパク質をコードする遺伝子の異常とに関係があることはプリオン説を支持する。確かに、正常型プリオンタンパク質がプリオン病と密接に関係していることは疑いの余地がない。しかしこの知見から、異常型プリオンタンパク質自体が感染源であるとするプリオン説がただちに立証されることにはならない。

プリオン病における正常型プリオンタンパク質の必須性は、次のような解釈によっても説明しうる。つまり真犯人としての病原体はどこかに潜んでおり、その病原体が宿主に感染する際に正常型プリオンタンパク質が必要となる、と考えるのである。

レセプター仮説

アンチ・プリオン説の骨子は次のとおりである。

一、伝達性スポンジ状脳症の真の病原体は、異常型プリオンタンパク質ではなく、未知のウイルス（あるいは何らかの核酸を持った病原体）だと考える。
二、正常型プリオンタンパク質は、病原体の感染レセプターとして機能していると考える。
三、異常型プリオンタンパク質の出現は、ウイルス感染の副産物として現れると考える。異常型プリオンタンパク質が脳に蓄積されると神経細胞に障害を与えて、伝達性スポンジ状脳症の症状が現れる。異常型プリオンタンパク質は、あくまで病気の結果生じるものであり、原因（病原体）ではない。

このアンチ・プリオン説を「レセプター仮説」と呼ぶことにしよう。

一般的にいって感染症の病原体はすべて、好ましい宿主というものを持っている。その宿主に好んで取りつき、その宿主の体内で制約を受けることなく増殖する。他の動物にはそう簡単に取りつくことができない。

ウイルスのような病原体が宿主の体内に侵入する際、特別な「足がかり」を必要とする。足がかりの実体は、宿主細胞の表面にある特別なタンパク質分子である（図８-１）。ウイルスは、ウイルス自身の殻にあるタンパク質（鍵）を、宿主細胞表面のタンパク質（鍵穴）と結合させ、宿主細胞表面に取りつく。宿主細胞表面のタンパク質は本来、別の目的で細胞表面に出ているのだが、ウイルスはこれを足がかりに利用してしまうのである。このような鍵穴にあたる宿主タンパク質は（感染）レセプターと呼ばれる。ウイルス側の鍵にあたる分子をアダプターと呼ぶ。

宿主細胞は、細胞表面のタンパク質の代謝回転のために、常時、細胞膜を内部にくびれこませて細胞表面タンパク質を回収している。これをエンドサイトーシスまたはインターナリゼーションという。ウイルスはこのメカニズムに乗じて、細胞の内部に侵入し、ウイルス核酸を放出する。その後、細胞内の複製機構を借用して自己増殖する。宿主細胞上の膜タンパク質を感染のレセプターとして結合し、コートタンパク質を細胞表面に残したまま、直接、ウイルス核酸だけを注入するタイプのウイルスもいる。いずれにしても、宿主細胞への感染にはレセプターとアダプターとの結合を必要とする。

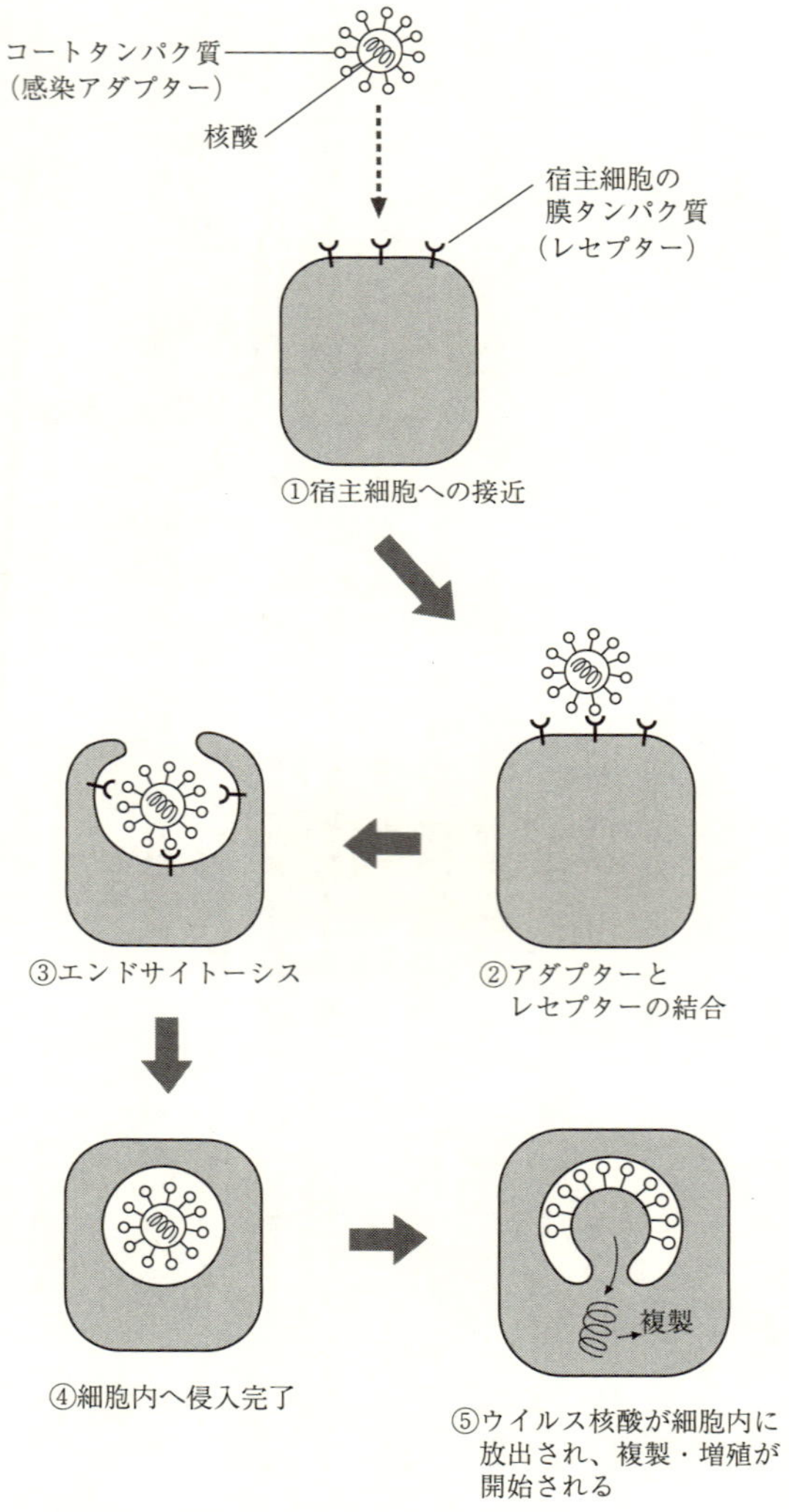

図8−1　レセプターを介したウイルスの感染

たとえば、エイズウイルスは、宿主の免疫細胞の表面タンパク質ＣＤ４やＣＣＲを感染レセプターとして利用し、細胞内に侵入してくる。細胞表面にこれらの感染レセプターを持たない細胞には感染することができない。また、ウイルスがこれらの感染レセプターに結合することを防ぐような物質（先回りしてウイルスの結合部位をマスクしてしまうように働く物質）を開発して、エイズの感染防止薬にする試みが進んでいる。

正常型プリオンタンパク質は、脳細胞の他、末梢の免疫細胞にも発現している。ある種の免疫系Ｂ細胞を持たないマウスでは、病原体は脳に達することができない、という実験事実については第７章でも触れた。つまりプリオン病でも免疫細胞が病原体の運び役となっているのは間違いない。

この仮説では、未知の病原体が、免疫細胞に感染する際、正常型プリオンタンパク質を感染レセプターとして、つまり足がかりとして利用していると考える。これが「レセプター仮説」である。正常型プリオンタンパク質は、ＧＰＩアンカー型タンパク質として細胞表面に位置しており、細胞膜上を自由に移動できる分子であることはすでに述べた。このような細胞表面タンパク質が病原体の感染レセプターとなりうることは十分考えうることだ。

こうして病原体はまず免疫細胞に取りつき、そこで増殖しながら脳への侵攻のチャンスをうかがっているのである。もし、免疫細胞表面に正常型プリオンタンパク質が存在しなければ、病原体は免疫細胞に感染することができない。つまり、レセプターがないので、感染の第一段階でつまずくことになる。全身にプリオンタンパク質が存在しないノックアウトマウスでは、まさにこのような状態にある。したがって、ノックアウトマウスはプリオン病に感染しない。

このように、「レセプター仮説」は、ノックアウトマウスの病気抵抗性をプリオン説とは別の形でうまく説明することができる。必ずしも、プリオンタンパク質そのものに感染性があると考える必要はないのである。もし異常型プリオンタンパク質そのものを病原体と考えるならば、感染時に特定の末梢免疫細胞を必要とする点が合理的に説明できない。

家族性ヤコブ病はどのように説明しうるか

先の章で、ハンターらが、イギリスとオーストラリア、ニュージーランドの羊のプリオンタンパク質をコードする遺伝子には多数の変異型タイプがあることを示したデータを紹介した。そして、イギリスでは、遺伝子のタイプ別に病気へのかかりやすさが異なること、しかし、オーストラリアやニュージーランドでは、同様に遺伝子タイプに多数の種類がありながら、発症例がまったくないことが示されていた。この事実が示すものは、伝達性スポンジ状脳症の発症は、プリオンタンパク質の内在的な自発的変性によって生じるものではなく、必ず外から病原体がやってくるということである。そして病原体の存在の有無あるいは多寡は、風土によって異なるということである。イギリスにはあまねく病原体がおり、オーストラリアやニュージーランドにはいない。

この事実をもとに、レセプター仮説では、どのようなヤコブ病のタイプであっても、発症の直接の引き金は未知の病原体の感染であると考える。正常型プリオンタンパク質遺伝子が決めているのは、病原体感染の足がかりとなるレセプター分子の構造である。正常型プリオンタンパク質遺伝子の変異によって、アミノ酸配列が変わることにより、病原体との親和性、いいかえれば結合性が微妙に変化する、と考えるのである。そして、ヤコブ病が高頻度に発症した家族性ヤコブ病家系は、まず第一に、ヤコブ病の病原体が存在し、それと接触する食習慣がある地域で生活あるいは滞在していたことが前提条件となる。そのうえで、家族性ヤコブ病であるＧＳＳやＦＦＩで見られたような点突然変異によるアミノ酸置換は、病原体にとってより取りつきやすい、より強く結合できる形のレセプターを提供している、と仮定するのである。

この仮定が実証されるためには、次のようなデータが必要となる。世界中のできるだけ広い範囲でヒトのプリオン遺伝子の配列データ解析が実施されて（つまりハンターの羊データのヒト版データが収集されて）、ＧＳＳやＦＦＩで見られたような変異を持つ人々は実は世界中にたくさん存在するが、その人たちは必ずしもヤコブ病発症率が高いわけではなく、発症するかどうかは、遺伝子だけでなく住んでいる環境や食習慣の条件との兼ね合いによることが確かめられることである。このようなデータは、ＧＳＳやＦＦＩがプリオン説のいうような純粋な意味での遺伝病ではないかもしれないこと、つまりプリオン説への反証にもなる。事実ハンターのデータから、羊ではそれがすでに反証されている。オーストラリアやニュージーランドの羊は、発症しやすいとされる遺伝子型を持っていても発症していない。

同じことがヒトの場合でもいえるかどうかが重要だ。残念ながら、この視点から家族性ヤコブ病を再検討したデータは今のところない。ＦＦＩは最初、北イタリアの限られた地域でのみ見つかった。特別な食習慣と関連している可能性もある。ＧＳＳはそのほとんどが欧米の症例だが日本の例もある。プリオンタンパク質遺伝子の変異はあくまで感受性を左右するものであり、真の引き金、つまり病原体そのものは環境から侵入してくるとの仮説に立った広範な疫学的検討が必要である。

羊やマウスの研究から、潜伏期の長さを決める遺伝的要素が宿主の側にあることがわかっていた。あるタイプの遺伝的素因を持つ動物は潜伏期が長く、別のタイプの遺伝的素因を持つ動物は潜伏期が短い。その遺伝子は、ｓｉｎｃと呼ばれてきたが、それがプリオンタンパク質遺伝子そのものであることが一九九〇年代中頃に判明した。プリオンタンパク質遺伝子のある変異がＡタイプなら長潜伏期型、Ｂタイプなら短潜伏期型となる。プリオン説は、これを正常型プリオンタンパク質の変性のしやすさ、しにくさを決めるアミノ酸変異であると説明する。

レセプター仮説では、これを病原体のレセプターへの親和力の差から説明する。Ａタイプのプリオンタンパク質はＢタイプに比べ、病原体にとってレセプターとしては取りつきにくい構造をしている。そのため、同じ量の病原サンプルにさらされても、初期の感染量に差が生じる。初期感染量が異なれば当然、発症の臨界点に至るまでの時間、つまり潜伏期にも差が生じる。もう一つのポイントは、レセプターとしての正常型プリオンタンパク質は初期感染だけでなく、感染後、宿主体内で病原体がある細胞から別の細胞に乗り移るときも、感染レセプターとして利用されているだろうということがある。ここでも病原体とレセプターとの親和力の差が、増殖速度の差となって現れ、ひいては潜伏期の長さの差となって現れると説明できる。

日本人はほんとうに狂牛病になりやすいのか

狂牛病問題で注目を集めたことに、イギリス人と日本人とでは、プリオンタンパク質遺伝子タイプの出現頻度に差があるという事実があった。ヒトのプリオンタンパク質の変異の一つとして、一二九番目のアミノ酸がMM型、MV型、VV型（Mはメチオニン、Vはバリン）という三つのパターンがある。狂牛病のヒト版である変異型ヤコブ病にかかって死んだ約一五〇名のイギリス人はすべてMM型であったことから、MM型は狂牛病にかかりやすいタイプであるとされた。MM型は全イギリス人の約四〇％を占めるが、日本人では九〇％程度と圧倒的に多いから、日本人は特に狂牛病にかかりやすいとの説が流布された。

この考え方には注意を要する。この変異は、羊のプリオンタンパク質に見られるｓｉｎｃ変異と同様、単に潜伏期の長短に影響しているだけで、抵抗性の有無、つまりかかりやすさとは関係がないかもしれないからである。抵抗性があるとされたMV型、VV型でも、これを発現する遺伝子組み換えマウスを作って狂牛病脳サンプルを投与すると、発症させることができる。

また、イギリスでは輸血を通して感染性ヤコブ病が伝達されたケース（狂牛病に汚染された牛肉を食べてヤコブ病に感染した患者がそれと知らず血液を供与し、そのドナーが後に脾臓の検査によって狂牛病のキャリアであることが判明した症例）では、ドナーはMV型であった。これまでにイギリスで発症したMM型の変異型ヤコブ病患者は、早く発症したグループであり、今後、遅れてMV型、VV型の患者が現れる可能性は高い。また、病原体が可変性を持っていることも忘れてはならない点である。プリオンタンパク質の変異は、可変的な病原体にとって低い障壁でしかない。

レセプター仮説は、孤発性ヤコブ病をどのように説明することができるだろうか。自然発生的に起こっているように見える孤発性ヤコブ病も、レセプター仮説では、実際には何らかの汚染源と接触した結果の感染であると考える。それは経口的に起こったとするのがもっとも妥当だ。病原体はゆっくりと増殖し、長い潜伏期の後に発症をもたらす。ひとたび、宿主の脳で十分な量にまで増殖に成功した病原体は、次の宿主（あるいは実験動物）に伝達することができる。

孤発性ヤコブ病もまた感染を原因と考える根拠として、六五歳をピークとする釣り鐘型の好発年齢グラフ（**図8-2**）が描けるということが挙げられる。これは感染者が、一定の若い時期に感染源と接触し、一定の潜伏期を経て発症するパターンがもっとも起こりやすいことを示している。その証拠に、イギリスの狂牛病発生率の年齢別グラフを見ると、四-五歳をピークとする釣り鐘型分布を示す。牛たちは生後まもない頃に汚染肉骨粉を食べさせられて、四-五年の潜伏期を経て発症した。

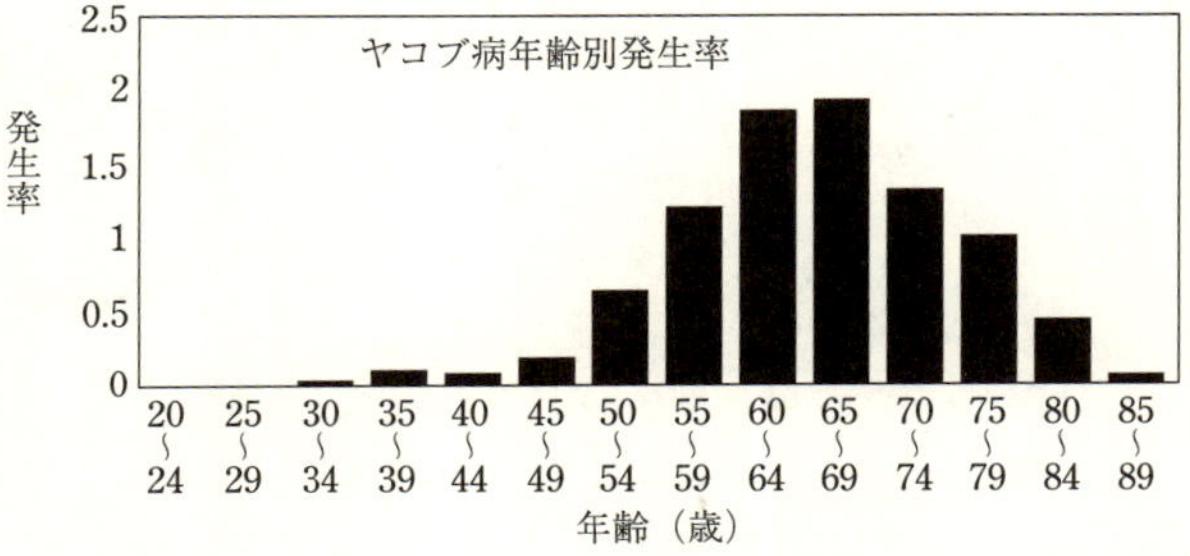

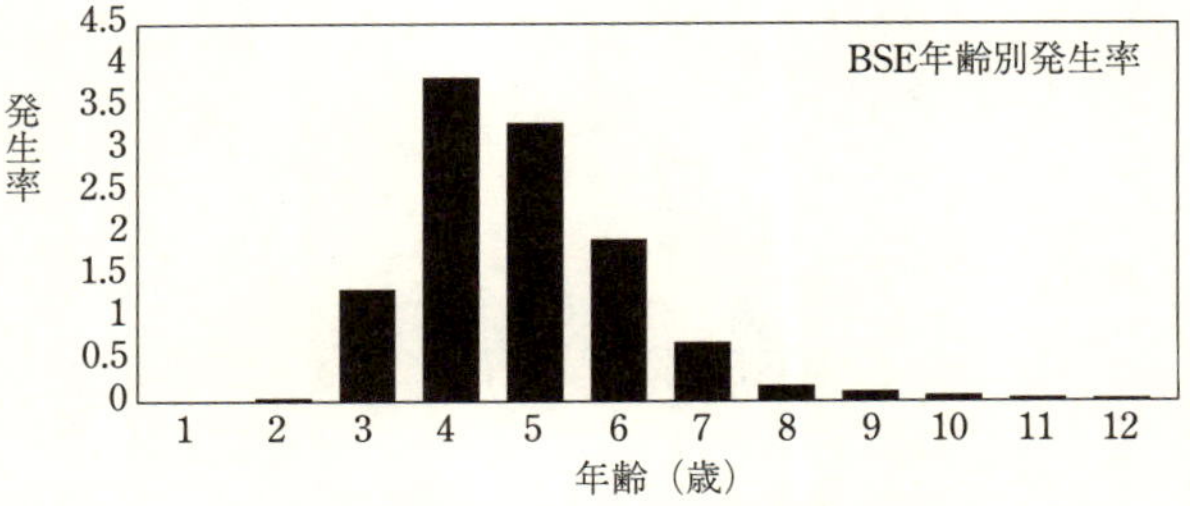

図8−2　ヤコブ病年齢別発生率、BSE年齢別発生率
（キンバリン博士のデータによる）

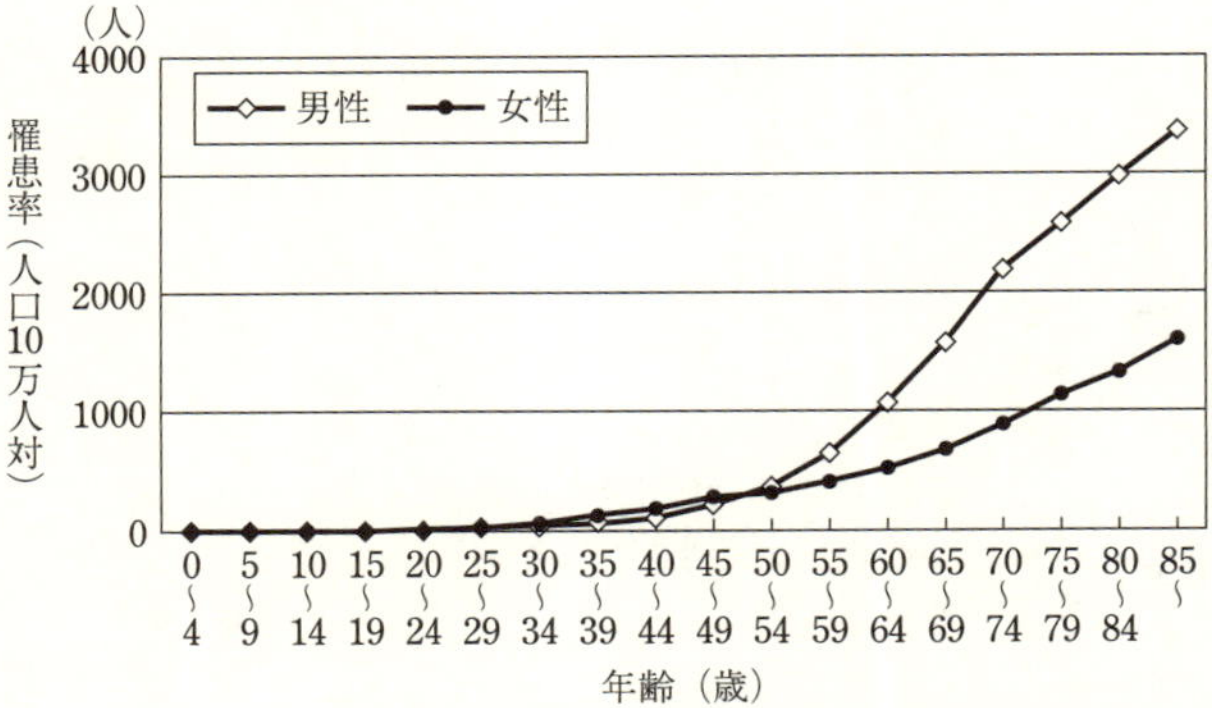

図8−3　ガンの年齢階級別罹患率

正常型プリオンタンパク質の自発的変性によるプリオン病自然発生説をとるならば、孤発性ヤコブ病の頻度がある年齢をピークとするパターンを示すことは考えにくい。自然発生（すなわち偶発的な事故にあう確率）は年齢を重ねれば重ねるほど、高まるはずである。ガンの発生や遺伝子損傷が蓄積して発生する病気はすべて年齢と正比例し、釣り鐘型カーブをとることはない（図8-3）。

感染源はいずこに

では、感染源はいったいどこにあるのだろうか。これは家族性ヤコブ病にも共通の疑問である。ガイジュセックは、かつて作業仮説として、孤発性ヤコブ病のスクレイピー起源説を提唱した。その根拠となったのは、イスラエルに住むリビア系ユダヤ人にヤコブ病の発生数が異常に高い（一〇〇万人あたり三一・三人）という疫学調査であった。リビア人たちは、羊の眼球料理を好んで食べる習慣がある。羊スクレイピーでは、眼球は高い感染性を示す部位である（医原性ヤコブ病でも、角膜移植による症例が知られている）。ガイジュセックはこれらのことを結びつけて論じたのである。

その後、羊のスクレイピーが、ヒトに感染しうる直接・間接証拠は今にいたるまで何も得られていないので、ガイジュセック仮説には異論もある。しかし、自然界には、羊スクレイピー以外にも、たくさんのスポンジ状脳症が存在している。少し前には、米国で、野生リスの脳を食したことが原因とされるヤコブ病患者が発生している。ヒトへの伝達についてはデータがないが、エルクやミュールといった野生シカにスポンジ状脳症がある。また、ネコ科の動物にも発生が知られている。人間の雑食性、悪食性を考えれば、どこかで何らかの感染源に遭遇している可能性は十分あり得るのである。

アンチ・プリオン説は、伝達性スポンジ状脳症の謎をどのように説明しうるか

伝達性スポンジ状脳症が謎の病気とされたのは〝非定常的〟な特徴があったからである。それを再度列挙する。アンチ・プリオン説は、これらの特徴を説明できるものでなければならない。

一、放射線、熱、殺菌剤などに対して強い抵抗性を示す
二、放射線照射実験から推計されたゲノムサイズは既知のウイルスよりずっと小さい
三、核酸分解酵素の処理によっても病原体を不活性化することができない
四、感染後、免疫反応が確認できない

強い抵抗性を示すことについては、データ再検討の章で、不活性化実験を見直してみた。伝達性スポンジ状脳症の病原体は、確かに放射線、熱、その他化学物質による殺菌に抵抗性を示すが、それは病原体サンプルのうちわずかな一部分であり、九〇％以上の感染性（病原性）は、通常の

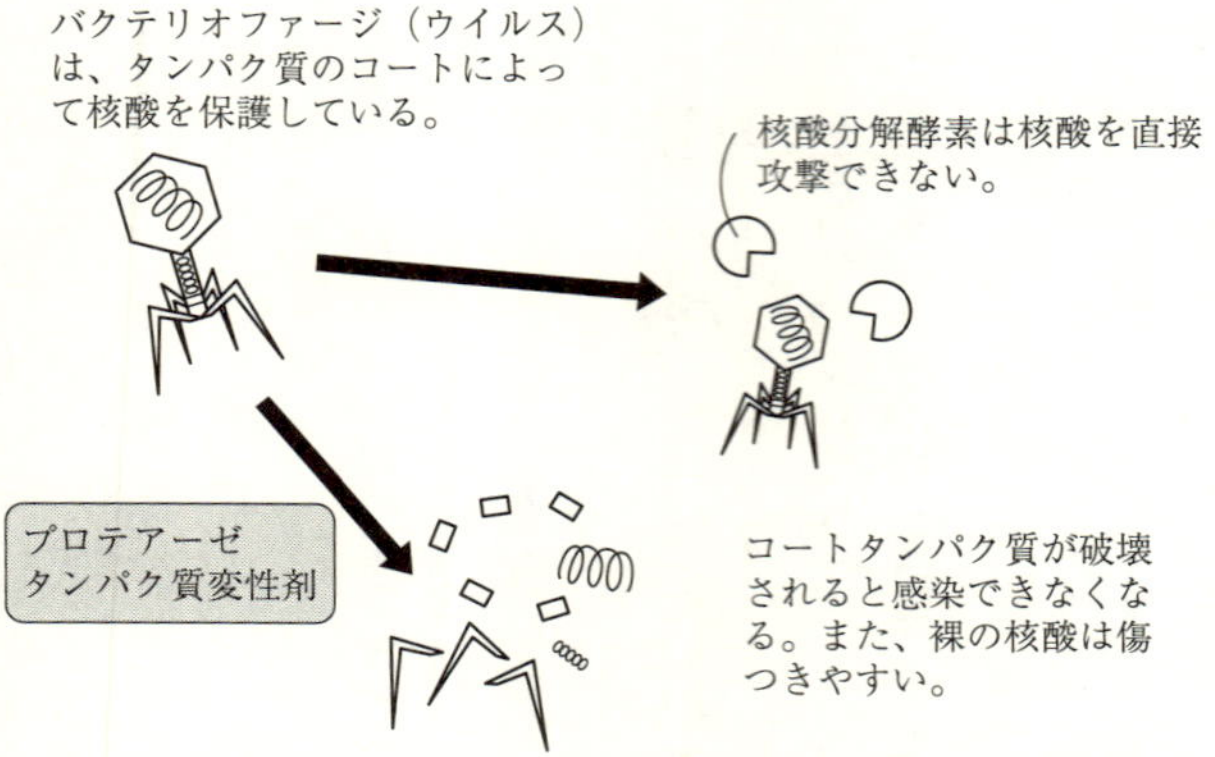
バクテリオファージ（ウイルス）は、タンパク質のコートによって核酸を保護している。
核酸分解酵素は核酸を直接攻撃できない。
プロテアーゼ
タンパク質変性剤
コートタンパク質が破壊されると感染できなくなる。また、裸の核酸は傷つきやすい。

図8－4　バクテリオファージの核酸を核酸分解酵素が分解できない理由

不活性化法により減滅されていることを見た。そしてバイオアッセイの感度の悪さによって、残存活性が拡大解釈されてしまうことを指摘した（第6章不活性化実験の再検討の項参照）。残存活性はおそらく病原体が、宿主細胞成分によって保護されていたり、凝集体の内部に存在するからだと推察した。感染性の大多数の部分は、通常の殺菌方法によって不活性化されているので、病原体としてことさら〝非定常的〟なものを想定する必要はない。むしろ通常のウイルスの範囲内に収まる特性である。

放射線照射実験からゲノムサイズを推定する実験の問題点についても再検討してみた。既知ウイルスの正確なゲノムサイズを検量線にとると、スクレイピー病原体は決して、核酸を持たない異常に小さな病原体などではなく、小型ウイルスの範囲に入る。

すべてのウイルスは核酸を持っているが、核酸はタンパク質の外套（コートタンパク質）によって守られている。したがって、ふつう、ウイルスに直接、核酸分解酵素を振りかけても、酵素はウイルスの核酸を攻撃することはできない。これは分子生物学に携わる研究者の常識といってよい。

たとえば、バクテリオファージというウイルスに核酸分解酵素をかけても、表面をコートするタンパク質に阻まれて、内部の核酸は無傷である。むしろ、バクテリオファージの感染力は、核酸分解酵素よりも、プロテアーゼ（タンパク質分解酵素）のほうに感受性があり、不活性化されやすい。コートタンパク質が分解され、裸のウイルス核酸が露出してしまうからだ（図8-4）。裸のウイルス核酸自体はもはや宿主細胞に感染して内部に侵入することはほとんどできない。

したがって、ウイルスが、核酸分解酵素の処理によっては不活性化されず、プロテアーゼやタンパク質の変性剤によって不活性化されるのは、ごく当たり前の現象であり、このことをもって病原体が核酸を持たず、タンパク質だけからなるものだと主張することはできない。

この観点から、プルシナーがプリオン説を主張するにあたって病原体がタンパク質であることの証拠として挙げた性質をあらためて見てみると、以下のとおりである。

一、感染性は、タンパク質分解酵素処理によって消える
二、感染性は、DPC（タンパク質変性剤）処理によって消える
三、感染性は、SDS（タンパク質変性剤）処理によって消える
四、感染性は、グアニジンチオシアネート（タンパク質変性剤）処理によって消える

五、感染性は、フェノール（タンパク質変性剤）処理によって消える
六、感染性は、尿素（タンパク質変性剤）処理によって消える

これらは、いずれもすべて、通常のウイルスの感染性に対しても当てはまることばかりである。

免疫反応が起こらないのはなぜか

伝達性スポンジ状脳症が、伝達性スポンジ状「脳炎」と呼ばれないのは、感染にともなう典型的な症状であるはずの炎症、つまり免疫反応が見られないからである。普通、感染症が起こると外来病原体の侵入にともない、特異抗体の産生が起こる。病原体の正体が不明であっても、患者（または動物）の血液中から特異抗体が得られれば、実験的に病原体を捉えることができるし（抗原抗体反応）、場合によっては治療法になる（抗体が病原体を不活性化できる場合がある。中和抗体）。

伝達性スポンジ状脳症の病原体が非特異的なものだと信じられるようになった背景に、この免疫反応の欠如があり、プリオン説の基盤にもなっている。プリオン説では、病原体としての異常型プリオンタンパク質がもともとの自己タンパク質であるため、免疫反応が生じないと説明される。しかし、この考え方にはいささか疑問が残る。確かに、正常型プリオンタンパク質は自己タンパク質である。しかし、それが変性してできた異常型プリオンタンパク質は、免疫系が自己を認識した後に生じた〝よそ者〟タンパク質である。

異常型プリオンタンパク質は、変性によって新たな疎水的内部構造が表面に露出してできたもののはずだから、それらが新たな抗体認識部位（エピトープ）となりえてもいいはずだ。現に、正常型プリオンタンパク質に対して、動物種さえ異なれば抗体を作り出せるし（動物種間の微小なアミノ酸配列の差異は非自己と認識されうる。この点は、95ページ、ウエスタンブロット法の注で説明した）、異常型プリオンタンパク質を抗原として、特異抗体を作り出す試みも多数なされている。つまり、異常型プリオンタンパク質は、外来抗原となりうるのである。それにもかかわらず、患者や感染動物では免疫反応が起こらないというのは、何か別の現象が生じている可能性がある。単に、異常型プリオンタンパク質がもともと自己タンパク質であったから、と説明すべきではない何かが。

その点で、注目すべきことは、感染の初期、病原体が増殖する部位が免疫系であることだ。免疫系リンパ細胞は、その細胞表面に正常型プリオンタンパク質を発現している。レセプター仮説では、それが病原体感染の足がかりとなっていると考えることはすでに述べた。脾臓や回腸リンパ組織などで感染性が飛躍的に上昇すること、末梢から脳への侵攻には免疫系細胞、特にB細胞や濾胞性樹状細胞が運び役をしているらしいことなど、病原体と免疫系との密接な関連には多数の証拠がある。このとき、病原体が免疫系に対して特殊な影響や干渉を行っている可能性が考えられるのではないか。

ある種のウイルスでは、感染にともなって宿主の免疫系に作用して、自分たち侵入者に対する免疫反応が生じないように調節しているものがある。ＬＣＭＶと呼ばれるウイルスは、マウスの子宮や胎児のリンパ球に感染するが、免疫系は完全に黙ったままである。この例は極端だが、ＨＩＶ（エイズウイルス）はリンパ球に取りつき、宿主の免疫系のレベル全体を低下させてしまう。したがって伝達性スポンジ状脳症の病原体も、免疫系への感染に際して、宿主の攻撃を避けるような工作を行っているかもしれない。

もう一つの可能性は、減感作メカニズムのような制御である。重篤なスギ花粉症、動物アレルギーなどの治療法として、抗原となっている物質を少しずつ長期間にわたって投与することによって生体側の免疫系を慣らす、つまり〝免疫学的寛容〟を引き出す方法がある。伝達性スポンジ状脳症の特徴は、感染から発症まで非常に長い潜伏期があるということだ。この間、病原体はきわめてゆっくりと増殖を進めている。この長い潜伏期を利用して、病原体はゆっくりと抗原となる分子を作り出し減感作を行う。その結果、それ自身に対する免疫系の寛容を獲得している可能性がある。

これらの推察は仮定の域を出ない。しかし、それはプリオン説からの説明も同様である。いずれにしても重要な論点は、免疫反応が起こらないことからただちに、病原体が異常型プリオンタンパク質であることを導き出すことはできない、他の可能性を考慮する余地もあるということである。

異常型プリオンタンパク質の生成

　レセプター仮説では、異常型プリオンタンパク質が病気の原因ではなく、病気の結果生じると考える。このことの妥当性はどうだろうか。

　この点は、異常型プリオンタンパク質が正常型プリオンタンパク質と構造上どのように異なるのかが正確にわからない現在、合理的なメカニズムを提示することはできないが、次のような観察を例証として挙げることができる。二次的アミロイドーシスという病気がある。これは血液中に不溶性のアミロイドタンパク質（ＳＡＡやＳＡＰと呼ばれる）が蓄積される病気だが、これは結核菌、レプラ、マラリアなどの感染の後に生じる。

　つまり病原体の感染の事後、二次的に生じる宿主タンパク質の変性現象である。このようなことが伝達性スポンジ状脳症の感染に際しても起こっているのではないだろうか。特に、正常型プリオンタンパク質が病原体接着のレセプターとして機能しているとすれば、このとき、病原体のコートタンパク質と正常型プリオンタンパク質との間に、タンパク質―タンパク質相互作用が生じており、その際、限定的かつ特異的な切断や化学的な修飾が起こっている可能性がある。それが変性の引き金となっていると考えるのである。

　病原体とプリオンタンパク質との間に相互作用があるなら、一見、プリオンタンパク質と感染性が一緒に動いているようなデータが得られることも説明しやすい。また、感染性が限界希釈されても、そこになお大量の異常型プリオンタンパク質が残存している問題（第６章で指摘した、感染力価と異常型プリオンタンパク質との比が一致しない問題のこと）も、異常型プリオンタンパク質凝集体（ＳＡＦ）にわずかな数の病原体粒子が付着していると考えれば解決する。

神経細胞が死滅する理由

最後に残る謎は、では、なぜこの病気が進行すると神経細胞が死滅してしまうのかというメカニズムである。感染の結果、事後的に生成された異常型プリオンタンパク質の凝集体自体に何らかの神経細胞毒性があり、その結果、神経細胞死が起こるのか、それとも正常型プリオンタンパク質の機能が失われることが何らかの失調につながるのか（これはノックアウトマウスとは違う状況である。ノックアウトでは、発生時点から欠損しているため分化途上でバックアップが働く余地がある。一方、成熟した後に、機能が消失した場合、ノックアウトマウスでは出なかった病状や影響が出る可能性がある）、その点は、レセプター仮説も（そしてプリオン説も）正確に予言することはできない。しかし、何度も強調するように、異常型プリオンタンパク質の発生は感染の二次的な結果であるとしても、さまざまな現象を説明するのにいっこうに差し支えないのである。

コラム　ウイリノ説

伝達性スポンジ状脳症におけるプリオンタンパク質の必須性に関して、スクレイピー病研究者のディキンソンから提出された「ウイリノ説」という仮説（およびその発展形）がある。これは病原体の本体を裸の小さな核酸と考え、それを宿主のタンパク質がコートタンパク質として取り囲んでいるもの（これをウイリノと称する）とする。

裸の小さな感染性の核酸としては、植物に病気をもたらすウイロイドがある。ウイリノの発想の背景にもウイロイドがある。ウイリノを包む宿主側のタンパク質として、プリオンタンパク質が考えられるようになった。ウイリノ説は、伝達性スポンジ状脳症の病原体が示すウイルス様の振る舞いを説明でき（遺伝子核酸がある）、かつその感染・増殖にプリオンタンパク質が必須であることをも説明できる。しかし、ウイリノ説を支持する実験的証拠はまったく得られていない。むしろ、第5章で論述したように、感染性の単位と異常型プリオンタンパク質の量は、一定の化学量論的比率を保っておらず、限界希釈実験では、感染単位あたり一〇万分子程度の異常型プリオンタンパク質が存在するというデータが出ている。ウイルスでは、核酸とコートタンパク質には一定の構成比がある。このような観点から、現在ではウイリノ説は、ほとんど顧みられることはない。

分子量五〇万の粒子が感染性を示す

本稿執筆途上の、二〇〇五年九月、『ネイチャー』誌に非常に興味深い論文が発表された。これを発表したのは、米国立衛生研究所（ＮＩＨ）のロッキーマウンテン研究室の研究グループである。ここは、かつてハドローが在籍していた場所である。ハドローは、初めてスクレイピー病とクールー病（ヤコブ病）との関連を指摘した、伝達性スポンジ状脳症研究のパイオニアである（ここには一度、私も訪問したことがあるが、最寄りの飛行場から五時間も車を飛ばさないとたどり着けない。モンタナ州ロッキー山脈の麓にあり、映画『リバー・ランズ・スルー・イット』で描かれた場所そのものである）。

この論文を書いた研究グループは基本的には、プリオン説の立場に立って研究を進めているが、研究データは、解釈によってはウイルスの存在を示唆する知見でもある。

研究グループは、まずスクレイピーに感染したハムスターの脳から、異常型プリオンタンパク質凝集体を取り出してきた。これは異常型プリオンタンパク質が多数集合してできた繊維状の高分子であり、プリオン説ではこれ自体に感染性があると考える。彼らは、この凝集体に超音波をかけて高分子をバラバラにした。しかし、高分子を完全な単分子（個々の単量体の異常型プリオンタンパク質）にまで解体するのではなく、超音波処理をほどほどのところでとめて、さまざまな重合度を持つ凝集体が含まれるようなサンプルを作った。つまりこのサンプル中には、単量体、二量体、三量体……という具合に、順に大きな異常型プリオンタンパク質凝集体が分布することになる。

次に、このサンプルを非対称フローフィールド分画装置という特殊な機器にかけて、凝集体をサイズごとに仕分けしていった。この装置は混合物を分子量の大きさによって分ける装置である。これに似た装置にゲル濾過クロマトグラフィーがあるが、この装置では向きの異なる微小なフローを利用して、物質を小さなものから大きなものへと順に分けていく。最初の分画には、単量体、二量体、三量体といったごく重合度の小さいものが含まれ、順に、重合度は高くなり、終わりのほうでは数百個の異常型プリオンタンパク質が重合した分画が得られる。このように大きさを分けておいてから、どの重合度のサンプルにもっとも感染性があるのかを調べてみたのである。感染性の強さは、各分画を実験動物の脳に注射するバイオアッセイ法で調べられた（この論文では、潜伏期の長短で感染力価を求める方法が使われた）。

従来、異常型プリオンタンパク質は、分子が多数重合して繊維状になった凝集体ほど感染力も強いと考えられていた。しかし、この実験では違った結果が得られたのである。もっとも強力な感染力を持つのは、わずか一四－二八個の異常型プリオンタンパク質が集まってできた小さな粒子とわかった。大きな凝集体にも感染力はあるもののずっと弱く、また異常型プリオンタンパク質が五個（五量体）以下だと感染性はまったく見られないことも明らかになった。これは従来のプリオン説からは導き出されなかった新しい知見である。研究チームは、感染力が強い異常型プリオンタンパク質凝集体のサイズが特定されたことは、今後の治療法開発に役立つだろうとしたうえで、治療目的で脳内の異常型プリオンタンパク質凝集体を小さくほぐそうとする試みは、かえって逆効果になる恐れがあると注意を呼びかけた。

私はこの論文を読んだときに、彼らが発した警告よりもある数字に注目した。「実験に使われた異常型プリオンタンパク質凝集体の純度は九〇%であった」という記述である。これを逆に読めば、感染性を持つ異常型プリオンタンパク質サンプルには一〇%の異物が含まれていることになる。

本稿で何度も繰り返し述べているとおり、異常型プリオンタンパク質は不溶性の凝集体であり、これを誰が見ても納得のいく程度にまで単離・精製することに成功した例はない。タンパク質を精製したといっても必ず何らかの混入物がある。が、そのタンパク質が持つ性質を検査・検定するとき、信頼に足るデータといえるのは、少なくとも九五%、できれば九九%以上の純度が求められる。さもなければ、そのサンプルに混入している数パーセントの異物が効果を発揮している可能性がある。特に病原体のように増殖する能力を持っているものを扱うときは、ほんの少しの混入でもデータの解釈を誤らせることになる。

このサンプルには少なくとも一〇%は異物が混入している。この異物はすべてスクレイピー病の脳に由来する何物かである。実験では、非対称フローフィールド分画装置を使って異常型プリオンタンパク質凝集体を重合度の程度によって小さいものから大きいものへと分画を行ったわけだが、そのとき同時に、一〇%の混入物もまた分子量の小さいものから大きなものへ分画されていることになる。

ロッキーマウンテン研究所が行ったバイオアッセイでは、異常型プリオンタンパク質が一四‐二八個集まった凝集体（分子量およそ五〇万、直径二〇‐三〇nm）が含まれる分画にもっとも強い感染性があることが示された。必然的に、この分画には、もとのサンプルに混入していた一〇％の異物のうち、分子量およそ五〇万、直径二〇‐三〇nmのものも含まれていることになる。装置は混合物を分子量によって分けるだけであるから、同じサイズを持つものは異なる物質でも同じ分画に仕分けされるからだ。

したがって、この実験データを虚心坦懐に眺めれば、ここから引き出せる結論は、スクレイピー病の脳に含まれる病原体のサイズは、分子量およそ五〇万、直径二〇‐三〇nmである、ということだけである。それは必ずしも、異常型プリオンタンパク質が一四‐二八個集まった凝集体に由来するものではなく、混入していた異物のうち、このサイズを持った粒子に由来していると考えることもできる。

そして、この大きさは小型ウイルスの粒子サイズといってもまったく不自然ではないのである（代表的なウイルスのサイズは第4章、88‐89ページ参照）。

ウイルス説を裏付ける説が次々に

ウイルスの存在と関与を示唆するデータは、この他にも少しずつではあるが確実に現れ出てきている。二〇〇五年一〇月の『サイエンス』誌に、性質の異なるヤコブ病の病原サンプルは互いに「干渉」を起こし、重複感染が成立しないという非常に興味深い実験結果が、岐阜大、長崎大、米エール大の共同研究チームによって公表された。

「干渉」とは、ウイルス感染に一般的に見られる現象で、いったんウイルスに感染すると、そのあとに同種あるいは異種のウイルスに再度感染すること（重複感染）が防がれることをいう。これは一見、免疫現象に似ているが、免疫系が関与しない細胞レベルの防御システムである。ウイルスの侵入を受けた細胞は、外来のウイルス核酸による刺激に応答して抗ウイルス物質であるインターフェロンなどを作り出して対抗し、それ以上の感染やダメージを防ごうとするのである。この現象を確かめるため、論文の著者の西田らは、マウスの培養脳神経細胞株を利用した。細胞株を純粋培養することによって免疫系の関与を排除できるからである。

この細胞株に、単独で、毒性の強いヤコブ病脳サンプルを接種すると、細胞内に異常型プリオンタンパク質が蓄積する。つまり感染が成立し発症が起こる。ところが細胞株にまず、毒性の弱い系統のヒト・ヤコブ病脳サンプルを感染させてから、その後、毒性の強いヤコブ病脳サンプルを感染させようとしても、感染は起こらなかったのである。

著者らは慎重な議論を行ってウイルスの存在そのものを言明してはいない。しかし、データが示唆していることは明らかである。このような細胞レベルの干渉現象は、病原体がウイルスであると仮定すれば容易に説明がつくが、病原体がタンパク質そのものであるという仮説から解釈することはかなり難しいということである。

先に述べた病原体のサイズ問題とともに、ここへきて、伝達性スポンジ状脳症研究には新たな局面が出現している。つまり、新しいパズルのピースが次々と出現し、これらのピースを集めると、プリオン説とは異なった図柄が立ち上がるようにも見えるのである。

第9章　特異的ウイルス核酸を追って

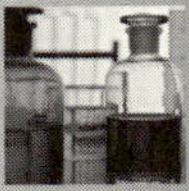

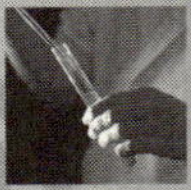

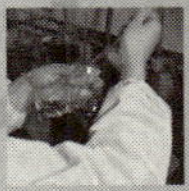

レセプター仮説の最大の問題点は、では、真の病原体は何か？　ということに関して、いまのところ何も手がかりがないということである。過去、伝達性スポンジ状脳症の病原ウイルスを探す試みは数多くなされた。しかし、これまでのところ有効な結果は何一つ得られていない。電子顕微鏡による病巣の詳しい検索を行ったところ、外来性ウイルス粒子のようなものが見つかったとの報告は過去何件かあったが、それが病原ウイルスであることは誰も証明できていない。そもそも顕微鏡の視野に何か異物らしきものが見えたとしても、それだけでは何かを立証したことに

はならない。

ウイルス探索の試み

ウイルスの存在を証明するための一番よい決め手は、その病原ウイルスが保持しているウイルス固有の遺伝子核酸を発見することである。核酸配列が解読できればそれがどのようなタイプのウイルスか判明するし、遺伝子増幅法（ＰＣＲ）によってスクリーニングや診断も高感度でなし得る。そしてそのウイルス遺伝子を細胞に直接注入するか、遺伝子を発現させて人工的にウイルス粒子を作り出して感染実験を行い、発症をもたらすかどうか、すなわちコッホの三原則を満たすかどうか検証すればよい。

そのようなウイルス核酸を求めて過去、いくつかの試みがなされた。一つはできるだけ精製した異常型プリオンタンパク質サンプルにはウイルスが混入していると想定し、そのウイルスが含む核酸を見つけようというものである。確かに異常型プリオンタンパク質を病巣から取り出してくると、そこには少なくない量の核酸が含まれていることがわかった。しかし、もともとプリオンタンパク質は塩基性タンパク質なので、酸性物質である核酸を吸着しやすい。したがってサンプルに含まれる核酸のほとんどは宿主由来の雑多な核酸の断片の混合物であり、ウイルスらしき核酸を見つけることができなかった。

病気と健康なサンプル中に含まれる核酸を比較する手法、すなわち、差分（サブトラクション）

ライブラリー法やＤＮＡマイクロアレイ法などいくつかの方法も試された。その結果、病気にかかったとき、変動する宿主の遺伝子はいくつか見つかったが、病気の原因となる宿主以外の外来核酸を見出すことにはこれまでのところ誰も成功していない。そもそも未知の病原ウイルスが存在するとしても、そのウイルスに関する手がかりはまったく存在しない。遺伝子のサイズやどのようなタイプの核酸なのか、あるいは核酸配列の一部分たりとも情報はない。このようなターゲットを捉えるのはきわめて困難である。

ＤＮＡマイクロアレイ法は、大量の遺伝子の核酸配列を微小なチップの上に稠密（ちゅうみつ）的に並べ、二つの異なる状態のサンプル（病気と健康、胎児と成人など）で、チップ上に結合する発現遺伝子の量をコンピュータで比較解析する方法である。病気とともに変化する宿主内の既知遺伝子を検出することはできても、まったく未知の外来遺伝子を発見することは、この方法では原理的にできない。

その点、差分ライブラリー法は、二つの異なる状態のサンプルを比較し、一方だけに多く存在する遺伝子を検出できるので有望な方法ではある。しかし、この方法は、感度がそれほどよくない。片方のサンプルに圧倒的に多く存在する遺伝子を検出することはできても、感染サンプルにほんのわずかだけ存在するようなウイルス遺伝子を捕捉することは難しい。宿主細胞の核酸と病原体の核酸を比べると、量的に宿主の遺伝子が圧倒的に多いから、シグナル-ノイズ比が十分でないのである。

それゆえにウイルスを見つけようとする努力はきわめて技術的に困難な課題であり、見つけようとしたけれど見つからないことをもって、ただちに感染ウイルスが存在しないことにはならない。

未知の病原ウイルスを見つけることはたやすいことではない。たとえば、今日、C型肝炎ウイルスとして知られることになった、非A非B型肝炎ウイルスの検索には一〇年以上の歳月が費やされた。肝炎にはさまざまなタイプがある。汚染された水や食料を介して伝染するA型肝炎、輸血を介して伝染するB型肝炎が主なもので、特に後者は、肝ガンに発展することも多く、医療上非常に重大な問題となっていた。B型肝炎ウイルスは、ブラムバーグらによって患者の血清中に存在する特異的な抗原（最初、アボリジニーの血液中に発見されたのでオーストラリア抗原と呼ばれた。のちにそれがウイルス表面抗原であることが判明した）を手がかりとして捉えられた。ブラムバーグはこの功績によって一九七六年のノーベル賞を得た。奇しくも、クールー病を発見したガイジュセックとの共同受賞だった。

その後、肝炎患者の糞便中からA型肝炎ウイルスも発見された。A型肝炎ウイルス、B型肝炎ウイルスともに、特異抗体による診断法、ワクチンの開発などが進んだ。しかし、B型肝炎ウイルスの血液スクリーニングが行われるようになったにもかかわらず、輸血後に肝炎になる例がまだ残り、これらは「非A非B型肝炎」と呼ばれた。ウイルスの存在が疑われた。しかし、このウイルスはまったくとらえどころのないものだった。未知の病原体は他の肝炎ウイルスとは違って、電子顕微鏡では何の粒子も見えず、培養する方法もなく、抗原および抗血清の手がかりもなかった。もちろん遺伝子に関する情報はまったく存在していなかった。

C型肝炎ウイルスはいかにして捉えられたか

マイケル・ホートン率いる、バイオベンチャー企業カイロン社の研究チームは、まったく新しいアプローチをとることにした。ウイルス粒子そのものを直接捉えることをあきらめて、分子生物学的手法を用いて、ウイルスの遺伝子核酸を捉えようと考えたのである。彼らの方法は、差分ライブラリー法でも、ＤＮＡマイクロアレイ法でもなかった。Ｃ型肝炎はヒト以外の実験動物としてはチンパンジーにしか感染しない。カイロン社チームは、継代接種によって高濃度のウイルスに感染したＣ型肝炎チンパンジーを作り出し、そのチンパンジーから血液を採取した。大型動物の大規模な感染実験は、膨大な資金、設備、労力、そして危険のともなう研究となる。

実験動物がマウスやラット程度なら、小さなケージに数匹ずつ入れて、それを飼育棚に並べれば、ちょっとしたマンション程度の動物飼育室スペースでも一〇〇〇匹規模程度の管理が可能となる。その場合でも、空調、湿度、明暗サイクルなどの設備、それから外界との遮断を行いうる衛生上の出入機構が必要となる。それでも、毎日の飼育、掃除、繁殖管理などは並大抵の作業ではなく、当然、エサ代などもかさむ。同じことをチンパンジーのような大型動物で実施することは、普通の大学レベルの研究機関ではそう簡単にできることではない。しかも、Ｃ型肝炎は一歩間違えば、研究者や飼育従事者に感染しうるから、感染管理は最高レベルの厳重性が要求される。カイロン社は、膨大なベンチャー資金を投入してこの研究に賭けたに違いない。

ホートン博士らは、人為的にC型肝炎に感染させたチンパンジーの血液中に、C型肝炎ウイルスが潜んでいると考えた。しかし、血液をいくら電子顕微鏡で調べてもウイルスは見えない。そこでともかく血液中に含まれる遺伝子核酸をすべて集めることにした。当然、ここにはチンパンジーに由来する核酸も多数存在している。赤血球は遺伝子を含まないが、白血球には遺伝子核酸がある。できるだけ白血球を取り除く操作をするが、それでも血液中の核酸のほとんどは宿主細胞由来である。その中にほんのわずかながらウイルスの遺伝子核酸が混じっているはずだ。

これはあたかも海辺の砂粒の中から砂金の一粒を探すような試みである。このように多数の遺伝子の集合体から、特定の遺伝子だけを取り出すことを「遺伝子クローニング」と呼ぶ（クローン動物の作製とはまた別の操作なので混乱しないようにしていただきたい）。遺伝子クローニングの前段階として、「遺伝子ライブラリー」というものを作成する。これは、多数の遺伝子核酸の集合体（血液から取り出した雑多な遺伝子群）をいったん、一分子ごとにばらけさせた後、これをいちいちベクターと呼ばれるカセットに組み込む操作をいう。こうすると、雑多な遺伝子の一つ一つがそれぞれ別々のベクターに組み込まれることになる。ベクターとは遺伝子の運び屋であり、自由自在にコピーを増やしたり、切ったり貼ったりといった遺伝子操作を施すことができる。

ホートン博士らも、チンパンジーの血液をもとに遺伝子ライブラリーを作成した。運がよければ、この中に未知のウイルスの遺伝子核酸が含まれている。問題は、その〝砂金〟をどのように選び出してくるかだ。そこが研究者の頭の使いどころである。ホートン博士は抗原抗体反応を利用することに決めた。Ｃ型肝炎ウイルスに感染するとチンパンジー側にはウイルスに対する抗体ができるはずである。そこで、米疾病対策センター（ＣＤＣ）のブラッドレーから、Ｃ型肝炎に感染したもののなんとか回復したチンパンジーの血液を提供してもらうことにした。このようなチンパンジーの血液には、Ｃ型肝炎ウイルスと戦った結果、産生された特異抗体がたっぷりと含まれているはずである。これが砂金を探す道具になる。

抗体が反応する相手は抗原であり、この場合はＣ型肝炎ウイルスの一部、正確にいえばウイルスのコートタンパク質である。このコートタンパク質はウイルスの遺伝子核酸がコードしている。その遺伝子核酸は先に作った遺伝子ライブラリーに含まれているはずだ。そこで遺伝子ライブラリーを大腸菌に組み込んで、遺伝子ライブラリーに含まれている核酸を大腸菌を使って発現させることにした。一つの大腸菌には遺伝子ライブラリーに含まれている一種類のベクターが取り込まれ、そのベクターに組み込まれたチンパンジー血液由来の核酸にコードされているタンパク質が生産される。何万何千もの大腸菌は、それぞれが持つベクター由来の何万何千ものタンパク質を生産する。そこで先ほどの特異抗体の登場となる。この特異抗体が結合するタンパク質を生産している大腸菌を探し出せばよいのである。その大腸菌こそは、Ｃ型肝炎ウイルスの遺伝子核酸を含むベクターを持っていることになる。

先の見えない作業

これは理論的にいうのはたやすいが、実際に実施するのは大変な時間を要する作業となる。さきほど海辺の砂粒の中から砂金を探すというたとえを出したが、別の人は、わらの倉庫から小さなピンを探すかのごとき、先の見えない根気のいる作業であるとたとえる。すべてが手作業である。そのうえで、抗原抗体反応が発する微弱な信号を見落とさないようにしなければならない。おそらく何年にもわたり、幾度もの試行錯誤が繰り返されたはずである。はたして、ホートン博士らは、一九八九年、遺伝子ライブラリーの中からとうとう目的とする核酸の断片を釣り上げることに成功した。それはまさしく非A非B型肝炎ウイルス、今日、C型肝炎ウイルスと呼ばれることになった未知のウイルス核酸の一部だった。これを突破口に研究は一気に進展することになった。ウイルス遺伝子の全体像が明らかとなり、その検出法が確立された。今では、供与血液中のC型肝炎ウイルスの高感度スクリーニングが行われるようになっている。カイロン社はC型肝炎の診断に関する包括的な特許をすべて独占することになった。ベンチャーは成功したのである。

しかし、C型肝炎ウイルスの粒子自体は、いくら病巣を探してもいまだにはっきりと顕微鏡像としては見ることができていない。分子生物学的に核酸遺伝子そのものは発見されたが、C型肝炎ウイルスが姿の見えないウイルスであることには変わりがないのである。

伝達性スポンジ状脳症の特異的核酸を探す試み

Ｃ型肝炎ウイルス発見のプロセスは、伝達性スポンジ状脳症の病原体を探索するうえで非常に参考になると私たちは考えた。姿の見えない病原体であったとしても、その遺伝子核酸を捉えるための鋭敏な分子生物学的アプローチを考案すればよいのではないか。ただし、伝達性スポンジ状脳症には、Ｃ型肝炎感染のように、感染後、生存してその血液に特異抗体が存在しているような手がかりはない。伝達性スポンジ状脳症の特性に合致した、もっと別の方法を考えねばならない。

そこで私たちはいくつかの論点を整理してみた。もし伝達性スポンジ状脳症の病原体がウイルスだとして、それが容易には検出できない理由として複数の要因が考えられる。

病原体が、放射線、熱、その他の干渉に非常に強い耐性を示すことから予想されることは、外的環境から遺伝子核酸を守る非常に強固な鎧（コートタンパク質）をまとっているのかもしれないということである。通常の核酸抽出法では、この鎧を破壊することができないだろう。また、非常に長い潜伏期を示す、免疫反応がない、電子顕微鏡でもウイルス粒子を発見できない、などの事実から、ウイルスは存在しても非常に数が少ないと予想される。これまでの遺伝子クローニング法（ライブラリー作成法）では、出発材料として少なくとも数マイクログラム以上の核酸がないとライブラリーに取り込むことができない。つまり、非常に特別なウイルスであった場合、従来使われていたアプローチとは異なった特殊な方法論で接近しないと捉えることはできない。

それゆえにこそ、最新の分子生物学的手法を用いて、プリオン説を今一度、再検証しなおすことは十分に生物学的意義のあることだと考えられた。

そこで私たちは病原体の性質についていくつかの仮説を立て、それに対応する探索方法を考案した。

シグナル－ノイズ比を上げる工夫

病気の組織中に、強固な鎧をまとったウイルス核酸があると仮定する。コートタンパク質でできたこの鎧を壊すためには、強力な変性剤とタンパク質分解酵素で長時間処理すればよい。が、抽出できた核酸はそのとたん、宿主由来の大量の核酸に紛れてしまう可能性が大である。つまりシグナル－ノイズ比が不利すぎる。そのため、まず、できるだけ宿主の核酸を徹底的に除去・分解した後、鎧を脱がせる操作をする必要がある。

そこで、まずスクレイピー病にかかったマウスの脳を病原サンプルとして、このサンプルから宿主（つまりマウス）由来の核酸をできるだけ取り除く操作を行った。宿主のＤＮＡのほとんどは、細胞内の核とミトコンドリアにある。そこで温和な条件で、細胞膜を壊し、核とミトコンドリアを無傷のまま取り出した。核とミトコンドリアは、他の細胞成分に比べ圧倒的に密度が高いので、遠心分離操作によって分けることができる。こうしてサンプルから核とミトコンドリアを取り除いた。後の部分は、専門用語で、脱核後細胞上清と呼ばれる分画である。これまでの実験でも、

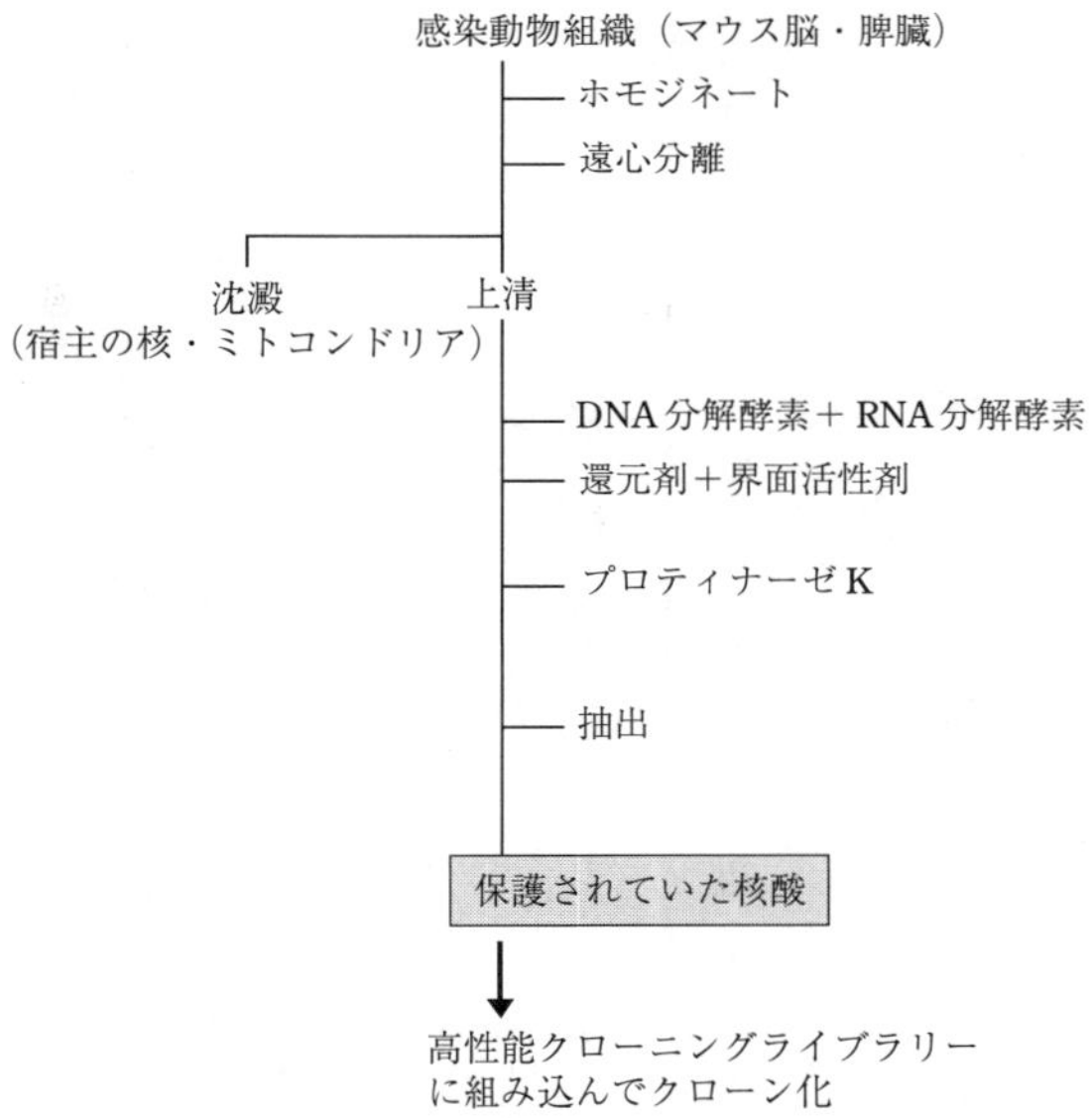

図9－1　コートタンパク質で強固に保護された核酸の抽出

感染性（病原性）の大半はこの分画に存在し、核やミトコンドリアには存在しないことがわかっている。とはいえ、このようにして調製された脱核後細胞上清には、取り残しの核やミトコンドリアがいくらか残存しているはずだし、なによりも大量の細胞RNA（リボソームRNA、トランスファーRNA、メッセンジャーRNA）が宿主由来核酸として含まれている。これらを除去しないことにはノイズが大きすぎることになる。

　しかし、ノイズは除去しても肝心のウイルス核酸が損傷を受けない条件で行わねばならない。そこでここに弱い界面活性剤（残っている細胞膜成分を破壊するため）とＤＮＡ分解酵素、およびＲＮＡ分解酵素を入れて長時間反応させた。このことによって、残存しているＤＮＡおよび細胞内ＲＮＡはずたずたに分解されるはずである（この条件でそうなることをあらかじめ健康な細胞で確かめた）。一方、弱い界面活性剤、ＤＮＡ分解酵素、ＲＮＡ分解酵素の処理によって、感染性がほとんどびくともしないことは、プルシナーの実験をはじめ、さまざまな先行研究で明らかになっている。つまり、この条件下では病原体（それがウイルスであろうと何であろうと）が無傷であることになる。

　このように宿主由来のＤＮＡ、ＲＮＡをあらかじめ除去・分解しておくことによってノイズを下げた状態を作っておいて初めて、病原体の鎧を脱がせることを考える。しかし問題が一つある。ここで鎧を脱がせると、まだ存在しているＤＮＡ分解酵素、ＲＮＡ分解酵素の作用によって、せっかく取り出した核酸が瞬く間に分解されてしまうだろうということだ。したがって、鎧を脱がせる前に、これらの酵素を殺しておかねばならない。しかもその反応は病原体に影響しないことが条件となる。いろいろな予備実験の結果、還元剤、界面活性剤とともに摂氏六五度、一五分の加熱を行うことが選ばれた。この熱処理で、ＤＮＡ分解酵素とＲＮＡ分解酵素は完全に活性を失う。一方、病原体は耐熱性なのでこの程度の熱処理では影響を受けない。

　ここで初めて、鎧を脱がせる段階に移行する。それは、プロテイナーゼＫという強力なタンパク質分解酵素を高濃度で長時間作用させることである。プルシナーの実験のとおり、処理二四時間後にはほとんど感染性は失われる（160ページ、図６－１参照）。つまり、病原体は分解されたと考えられる。プリオン説に立てば、異常型プリオンタンパク質が消化されたためだが、レセプター説に立つと外套タンパク質が分解されて、裸の核酸が露出したためである。多くのウイルスは、外套タンパク質を失うと細胞に感染できなくなる。レセプターに接着する鍵を失うからである。プロティナーゼKは、タンパク質にだけ作用し、核酸には作用しない。ここで用いたプロティナーゼKに核酸分解酵素の混入や核酸自体の混入（プロティナーゼKはカビから調製する）がないことを確かめてある。

こうしてようやく宿主由来の核酸をできるだけ除去した状態で、強固なタンパク質の鎧を着たウイルスの核酸を抽出することができた。もちろんこの実験は、〝そのような核酸があるとして〟目隠し状態で行っているわけである。この段階では、それがどのようなものであるのかはもちろん、あるのかないのかも定かでない。ＤＮＡウイルスなのかＲＮＡウイルスなのか、二本鎖なのか一本鎖なのか、そのような情報は一切ない。このような暗中模索の段階から、核酸の正体を明らかにするためには、ちょうどＣ型肝炎ウイルスの探索で使われたのと同様に、その核酸をベクターと呼ばれるカセットに取り込んで遺伝子ライブラリーを作り、それを根気よく調べていく作業が必要となる。

鎧を脱がせた結果得られたはずの、極微量の核酸を出発材料にして遺伝子ライブラリーを作るのには、それなりのテクニックを要する。なぜなら出発材料として使う核酸は通常、少なくとも数マイクログラムは必要だが（わずかな量に聞こえるけれど分子生物学的には大量である）、上記のように調製された核酸はわずか数ピコグラム以下だからであった。そもそも鎧を脱がせた結果、未知の核酸が数マイクログラムも取れれば、病原体はとうの昔に見つかっているだろう。ピコはマイクロの一〇〇万分の一である。このような超微量サンプルから遺伝子ライブラリーを作るのは至難の業となる。

病原体を追い詰める

この問題を克服するため、ここでは筆者が開発した新しい高性能ライブラリー作製法を用いた。これは筆者が米国のハーバード大学医学部に留学中、研究室のボスのシーリー博士とともに考案して特許申請した方法で、従来法の一〇〇倍から一〇〇〇倍の能率で遺伝子をクローニングできる。

しかし、このように効率を高めたライブラリー作製法を用いても、出発する核酸が極微量である場合、それがベクター中に取り込まれる頻度はきわめて少ない。ライブラリーの総数として、およそ一〇〇〇個の組み換えベクターが作製できたとして、ベクターのカセットの中に、目的とする未知の核酸が取り込まれる頻度はわずか数個程度でしかない。大半は何も中身がない空のベクターが生成されてしまう。なぜこうなるかはベクターとして使用するラムダファージの性質とライゲーションという化学反応の効率によるのだが、詳しい説明は専門的になりすぎるので省略する。結局、このようにして作ったライブラリーに、殻を脱いだ核酸が取り込まれているかどうかは、ライブラリーに含まれるベクターを、絨毯(じゅうたん)爆撃的に一つ一つピックアップして調べるほかはない。つまり力仕事になる。私たちは、約一三〇〇のクローンを順にしらみつぶしに調べていくことにした。それ以外に方法がないのだ。その結果、ようやく四つのベクターに何らかの遺伝子断片が含まれていることを確認できた。

これらの核酸断片はいずれもきわめて短いもので、二〇〇ヌクレオチド程度のものであった。前述の実験法の性格上、鎧を着た未知の核酸が存在していたとしてもその一部しかクローニングできないのは予想されたことだった。しかし、二〇〇ヌクレオチドでも遺伝子配列が解読できれば、有力な手がかりを私たちに与えてくれるはずである。

私たちが捉えた核酸には、次のような特徴があった。

一、病気の宿主（この場合マウス）組織中では、強固に保護されており、徹底的なプロティナーゼK処理を行って初めて検出できる。
二、サザン解析を行ったところ、感染宿主のゲノムにコードされたものではない。
三、発現をＰＣＲで調べると健康なマウスでは検出されず、感染マウスの病巣のみに検出された。
四、核酸配列は、これまでに遺伝子バンクに登録されているものと一致しない。

ここまでの特徴は、確かに、この核酸断片が、病気にかかったマウスにだけ存在していて、かつ宿主のゲノムにはコードされていない外来のものであることを示唆していた。次のステップとして、重要なのは、コッホの三原則のとおり、「病原体（の核酸）は、病気にかかった個体の病巣から必ず検出されなければならない」という条件を満たすかどうかだ。私たちは、病気にかかった別のマウスを何匹か用意し、それらのマウスの脳に、ここで発見したのと同じ核酸配列を持つものが発現しているかどうかを調べてみた。これは配列をもとにしたPCRを行えばすぐに判明することである。ところが、結果は落胆せざるを得ないものだった。病気にかかった別のマウスを調べても、同じ核酸配列は見つからないのである。PCRの検出感度は鋭敏なので、微量すぎて見つからないということはまずありえない。ならばこの結果はどう解釈すべきか。

考えられる可能性の一つはこうである。最初、見出された未知の核酸断片は確かに、実験に使用された病気のマウスの脳に存在する外来の核酸ではあった。

がしかし、病気の発生に直接関与するウイルスのものではなく、病気になって弱ったマウスに事後的に、つまり後から取りついた日和見感染的な微生物核酸の一部だったのではないか、というものだ。肝炎ウイルスにはD型と呼ばれる稀なウイルスが存在し、これはB型肝炎ウイルスに感染した患者にのみ取りつく。このような病原体はサテライト（衛星）ウイルスと呼ばれている。私たちが見出した核酸はこのようなサテライト的なものである可能性もある。あるいは、私たちは十分注意して実験を実施したつもりではあったが、実験の途上に混入したまったく無関係な核酸断片であった可能性も除外できない。

いずれにしても今回の実験では、発症に直接関係する核酸を捉えることはできなかった。このようにして最初の試みは振り出しに戻ってしまった。しかし実験というものは往々にしてこのようなパターンから始まるものであり、最初から目的どおりの結果が得られることはまずありえない。それよりも、このようなアプローチによって何らかの未知核酸が検索できる方法論的な可能性を示したことが大きな一歩となった、と考えることにした。現在、私たちはいろいろな改良を加えながら、病気の病巣に特異的に存在している遺伝子核酸を探索する努力を続けている。

ここで述べたような方法によって、宿主の遺伝子を排除した後のサンプルに残存する保護された遺伝子核酸のスクリーニングを、より鋭敏な方法で、さらに複数の病原サンプルに対して行うことが今後のアプローチである。

ディファレンシャル・ディスプレイ

もう一つのアプローチは、遺伝子のディファレンシャル・ディスプレイ（DD）法と呼ばれるスクリーニングである。これは、病気の細胞サンプルと健康な細胞サンプルで発現している遺伝

＊ゲノムに対して特定の遺伝子が相補的な対応を示すかどうか調べる方法。もし、ゲノム中に特定の遺伝子配列が存在していれば、プローブと呼ばれる遺伝子断片が結合し、それが信号となって検出される。ここではそのような信号が検出されなかった。すなわち見つかった遺伝子断片は、宿主ゲノム中にコードされたものではないと結論できる。

子の差を網羅的に調べようとする試みである。考え方は、遺伝子の発現量を網羅的に調べるＤＮＡマイクロアレイ法に似ているが、ＤＮＡマイクロアレイ法は配列が判明している既知の遺伝子しか調べられない。その点、ディファレンシャル・ディスプレイ法は、まったく未知の外来遺伝子を捕捉できる可能性がある。

数十通りのプライマーペア（任意に塩基配列を決めて人工合成できる短かいＤＮＡの組み合わせ）を用意して、病気と健康、二つのサンプルに対して系統的にＰＣＲを実施する。ＰＣＲはプライマーに挟まれた部分の遺伝子を増幅しながら合成するケミストリーである。プライマーペアは確率論的に、サンプル中の類似の配列と結合して、多数のＰＣＲ産物を発生させる。それらを電気泳動法で大きさの順に分離するとバーコードのようなパターンが得られる。

健康と病気、二つのサンプルに含まれる発現遺伝子がまったく同じ集合であれば、生じるバーコードのパターンは一致するはずである。もし、二つのサンプルの中に、微小だが、異なる遺伝子が含まれていて、選択したプライマーペアがたまたまその配列と相互作用を起こせば、生じるバーコード中に、異なるバーが生じるはずである。このバーは、一方のサンプルだけに含まれる特異的な核酸の一部を示すことになる。ディファレンシャル・ディスプレイ法はこのようにして遺伝子の差を提示（ディスプレイ）してくれる方法である。

もし、病気のサンプルにウイルス遺伝子が潜んでいるなら、この遺伝子に相互作用するプライマーから特別なバーコードが生まれるはずである。しかしこれが検出できるかどうかは、ひとえに合成プライマーとターゲット遺伝子との間に成立する相互作用にかかっている。そして合成プライマーとしてランダムに作られた遺伝子配列の一つが、たまたまウイルス核酸のどこかにわずかながら類似していることが相互作用をするうえで必要である。つまりこのスクリーニングはすべてが確率論の上にある。確率を少しでも上げるためには、膨大な順列組み合わせを根気よく試していくしかない。現在、私の研究室ではＤＤ班と呼ばれる学生チームが、広大な海辺の砂浜から砂金を拾い出すような、あるいは、賽(さい)の河原の石積みにも似たこの作業に日夜、真摯に取り組んでくれている。

この努力はまったく報われることがない可能性も高い。出口のない迷路をさまようのに似ているかもしれない。当初は、プリオン説を懐疑していた人々が、やがてプリオン説を受け入れざるを得なくなったのは、結局、プリオン説以外の有効な代替案を掲げることも、それを証明することもできなかったからである。私たちもまたそのような帰趨(きすう)をたどる可能性は十分にある。

それにもかかわらずこの試みを継続するのは、本書で述べたように、プリオン説はなお疑うに十分な側面が多数残されているからであり、これを検証するのはきわめて科学的に合理的なことだと考えるからである。最初にも記したように反証の可能性こそが、科学的であることと同義語である唯一の基準だからである。

私が最初にプリオン説のことを聞いたのは、大学院生の頃である。too good to be true な（できすぎた）仮説だ、と感じた。

不溶性の凝集タンパク質が、経口的に体内に入った後、消化を免れることはともかくとして、消化管を突破し、末梢のリンパ組織で増殖してから全身に広がり、最後は、脳血液関門を越えて脳に侵入して大増殖する、というストーリー自体がにわかに信じられなかった。その疑問は今も同じである。

私は生命科学の研究者として、プリオン説には、いまだそれを懐疑すべき未解決の諸問題が内包されていると思う。プリオン説を批判的に再検討することに合理性があると思う。独立して自由に研究ができるようになってから、私はその努力を少しずつ続けてきた。もちろん、相手はノーベル賞まで受賞したセオリーである。これを疑って再検討を行うことは並大抵のことではない。まずは研究資金を集めることが容易ではない。教科書に載るような定説を疑ってかかるような研究計画申請に、資金提供してくれるような鷹揚（おうよう）な機関は、公的・私的にもそうそうあるはずがない。そしてもう一つは、このような研究は、あてのない埋蔵物を探すかのごときもので、何かが本当に明らかになるまではデータも出ないし、論文も書けない。コンスタントな業績評価が要求される研究者としてはもっとも避けたいテーマである。しかし、私は他の研究プロジェクトをメインに運営しながらも、このテーマを是非、少しずつでも検討していきたかった。なぜなら私は埋蔵物があるかもしれないと思うからだ。とはいえ、道半ば、なお明白な根拠に基づいた対案、具体的な反証データを示すまでには至っていない。

研究者は研究論文で勝負するのが本筋であるという意見があろう。その意味では、本書のように問題点の提示と仮説だけを示唆する一般書を書くのは邪道だという意見もあろう。

その批判を甘んじて受けたうえで、私はあえて筆をとることにした。それは端的にいって、この問題が私だけの手には余るほどの大きな謎だからである。もちろん私自身がこの手で解答を提示できればそれに越したことはない。しかし、私ができることは限られており、私の研究者人生も限られている。

私の知人に、米国ＮＩＨのプリオン病ユニットで研究を進める女性がいる。彼女は異なる分野で博士号をとった後、ポスドク（学位取得後の修業研究者）として初めてプリオン病研究の世界に入った。そのときある先輩はこういって彼女の進路に反対したという。「プリオン病研究は、サイエンティフィック・ブラックホール。だからやめたほうがいい」と。まさにそのとおりかもしれない。プリオン病をめぐる諸問題はとてつもなく複雑で、ある意味で混乱に満ちている。

しかし、だからこそ、私は問題の所在をできるだけ多くの人たちに知ってもらいたいと思ったのである。本書のような形で論点のありかを世に問い、ひとりでも多くの、若く意欲的な人が、斬新なアイデアを持ってこの問題の究明に参加してもらいたいと願うのである。先入観のない読者に、この分野に少しでも興味を持っていただくことができれば著者として望外の幸せである。

最後になったが、このような、ある意味で無謀な研究を長い眼で見ていただき、文字通り、鷹揚なる応援とエールをくださった人々に、この場を借りて深く感謝したい。曲がりなりにも、本書に記したような反証実験をここまで行いえたのは、その方たちのおかげである。そしてなによりも、私とともに研究を進めてきてくれた研究室メンバーの全員に感謝したい。

本書執筆の機会を与えていただき、終始、丁寧にサポートしていただいたブルーバックス編集部、高月順一氏に心より御礼申し上げる。

〈さ行〉

〈た行〉

さくいん

N.D.C.465.8　246p　18cm

ブルーバックス　B-1504

せつ
プリオン説はほんとうか？
タンパク質病原体説をめぐるミステリー

2005年11月20日　第１刷発行
2023年５月10日　第13刷発行

ふくおかしんいち
著者　福岡伸一

発行者　鈴木章一
発行所　株式会社講談社
〒112-8001 東京都文京区音羽2-12-21
電話　出版　03-5395-3524
販売　03-5395-4415
業務　03-5395-3615
印刷所　（本文印刷）株式会社ＫＰＳプロダクツ
（カバー表紙印刷）信毎書籍印刷株式会社
本文データ制作　講談社デジタル製作
製本所　株式会社国宝社

定価はカバーに表示してあります。

ISBN4−06−257504−3

発刊のことば

科学をあなたのポケットに

二十世紀最大の特色は、それが科学時代であるということです。科学は日に日に進歩を続け、止まるところを知りません。ひと昔前の夢物語もどんどん現実化しており、今やわれわれの生活のすべてが、科学によってゆり動かされているといっても過言ではないでしょう。

そのような背景を考えれば、学者や学生はもちろん、産業人も、セールスマンも、ジャーナリストも、家庭の主婦も、みんなが科学を知らなければ、時代の流れに逆らうことになるでしょう。

ブルーバックス発刊の意義と必然性はそこにあります。このシリーズは、読む人に科学的に物を考える習慣と、科学的に物を見る目を養っていただくことを最大の目標にしています。そのためには、単に原理や法則の解説に終始するのではなくて、政治や経済など、社会科学や人文科学にも関連させて、広い視野から問題を追究していきます。科学はむずかしいという先入観を改める表現と構成、それも類書にないブルーバックスの特色であると信じます。

一九六三年九月

野間省一